피로 전문 닥터가 가르쳐 주는 '꿀팁' 70가지

나는 왜 쉬어도 피곤할까?

TSUKARENAI DAIHYAKKA by Takafumi Kudo
Copyright ⓒ Takafumi Kudo, 2019 All rights reserve.
Original Japanese edition published by WANI BOOKS CO., LTD
Korean translation copyright ⓒ 2020 by Hakwon Publishing co., Ltd.
This Korean edition published by arrangement with WANI BOOKS CO., LTD,
Tokyo, through HonnoKizuna, Inc., Tokyo, and Imprima korea Agency

이 책의 한국어판 저작권은 HonnoKizuna, Inc. 와 Imprima Korea Agency를 통해
WANI BOOKS CO., LTD와 의 독점계약으로 (주)학원문화사에 있습니다.
저작권법에 의해 한국 내에서 보호를 받는 저작물이므로 무단전재와 무단복제를 금합니다.

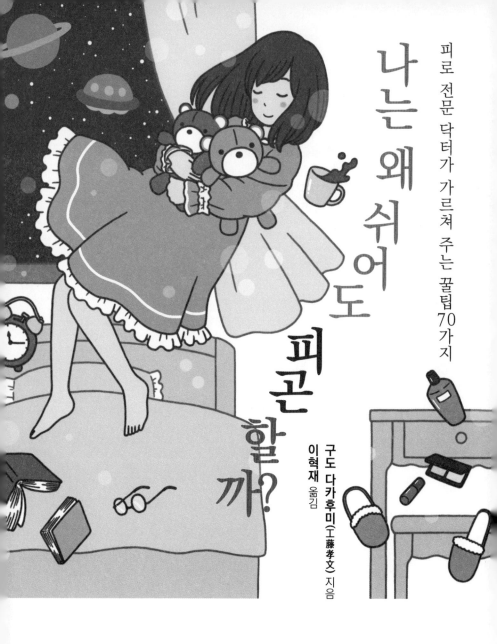

피로 전문 닥터가 가르쳐 주는 꿀팁 70가지

나는 왜 쉬어도 피곤할까?

구도 다카후미(工藤孝文) 지음

이혁재 옮김

학원문화사

직장 , 사회생활 , 가사 , 여기에 육아 까지.

최선을 다해 삶을 사는 당신.

가끔은 쉬고 싶습니다!
하지만 쉬지 못합니다!

이렇게 바쁜 현대 여성을 위해,

에너지와 체력을 높여 주는

좋은 습관을 가르쳐 드립니다.

일에만 몰두하면 면역력이 떨어집니다!

"감기 몸살 기운이 있어도 출근을 해야 해…….."

"쓰러지더라도 애들 저녁밥은 차려준 다음에 쉬자!"

쉬고 싶어도 쉬지 못하고, 죽고 싶어도 죽기 직전까지 일을 한다면 우리 몸은 어떻게 될까요?

먼저 면역세포인 NK세포(Natural Killer cell 바이러스에 감염된 세포나 암세포를 파괴 한다)'의 면역력이 떨어집니다. 바이러스에 대한 저항력이 약해지면 감기에 걸리기 쉽고 입술에 헤르페스(포진)가 생깁니다. 그리고 마침내 '이젠 정말 번 아웃burn out이야!. 더 이상은 버틸 수 없어!'라고 온몸에서 비명을 질러대는 단계에까지 오게 되면 우리 몸은 스스로 방어체계가 작동합니다. 다시 말해, 신체를 방어하기 위해 바이러스를 억제하는 면역물질을 만들어 내는 것입니다. 혹자는 면역물질이 생성되는 것은 몸에 좋은 일이 아니냐고 되물을 것입니다. 하지만 이 면역물질이 과잉 분비되면 뇌에 나쁜 영향을 미치기도 합니다. 면역물질의 생성은 피로나 불안, 우울증을 일으키는 원인이 되기도 하기 때문입니다.

만성 피로는 잠만 잔다고 풀리지 않는다!

외부의 감염원이 침입할 때 우리 몸의 방어 체계가 작동하면서 뇌에서는 면역물질이 생성됩니다. 그러면 스트레스를 억제하고 완화하는 세로토닌 등에 문제가 생깁니다. 신경전달물질을 통해 이뤄지는 정보교환 활동에 오류가 발생하는 것입니다. 그 결과 다양한 만성 피로 증상이 나타납니다. 이런 만성 피로는 육체적 피로가 아니라 뇌의 피로에서 비롯되는 것입니다. 그래서 푹 쉬어도 잘 회복되지 않습니다.

누구나 한번쯤 전철만 타면 앉고 싶고, 계단보다는 에스컬레이터를 죽어라 찾게 되는 경험을 해 보았을 것입니다.

이렇게 뇌의 피로가 쌓이면 의욕은 없고 편한 것만 찾게 됩니다. 아직 체력이 조금 더 남아있는데도 '피로감이 먼저 오는' 것입니다. 피로 회복제나 에너지 음료를 마셔도 순간적인 회복밖에 기대할 수 없습니다. 따라서 이런 '피곤한 사람'을 근본적으로 치료하려면 '뇌'를 치유하

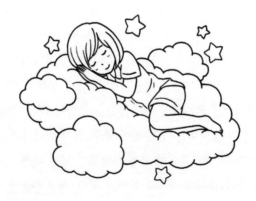

는 수밖에 없습니다.

세로토닌을 늘려 → 피로를 극복하는 체질로

　세로토닌은 정신적 안정과 수면에 깊이 관여하는 신경전달물질입니다. 세로토닌이 충분하면 활성산소(유해산소)를 제거하는 멜라토닌이라는 물질이 분비됩니다. 이 활성산소는 근육이나 세포의 활동을 저하시켜 피로감을 느끼게 하므로 활성산소를 제거하면 피로 회복에 효과를 볼 수 있습니다.

자율신경을 조절하면 몸도 마음도 편안해진다

　자율신경에 대해서도 알아봅시다. 호흡과 심장박동, 땀의 배출, 체

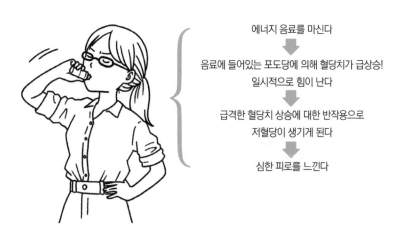

에너지 음료를 마신다

음료에 들어있는 포도당에 의해 혈당치가 급상승!
일시적으로 힘이 난다

급격한 혈당치 상승에 대한 반작용으로
저혈당이 생기게 된다

심한 피로를 느낀다

온유지 등을 관장하는 것이 뇌의 자율신경입니다. 이 자율신경을 혹사하면 피로가 쌓입니다. 자율신경에는 긴장하거나 위급한 상황에 처했을 때 심장을 강하고 빠르게 수축시키는 '교감신경'과 그 반대로 느리게 작용하는 '부교감신경'이 있습니다. 과도한 업무나 두뇌를 많이 사용하는 작업을 하면 교감신경이 부교감신경 보다 우위가 되어 자율신경에 부담을 주게 됩니다. 즉 피곤한 상태가 됩니다.

따라서 피로를 예방하고 피로를 회복하려면 자율신경에 부가되는 부담을 줄여 주는 것이 핵심입니다. 하지만 정신 없이 바쁘게 긴장하며 살다 보면 자율신경 중 교감신경만 자극 받기 마련입니다. 이런 상황에서 피로를 회복하려면 어떻게 해야 할까요? 해답은 간단합니다. 교감신경을 쉬게 하고 편안함을 관장하는 부교감신경이 작동하도록 교체하는 것입니다. 그러면 놀라울 정도로 몸과 마음이 편해집니다.

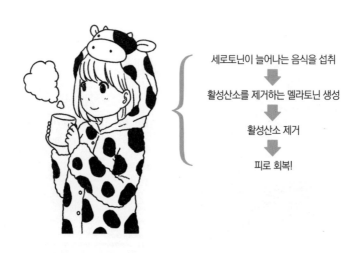

세로토닌이 늘어나는 음식을 섭취

↓

활성산소를 제거하는 멜라토닌 생성

↓

활성산소 제거

↓

피로 회복!

이 책에서는 자율신경을 조절하는 방법에 대해서 알려 드립니다. 또 도파민과 같은 신경전달물질을 소개하고 행복감과 수면에 도움을 주는 세로토닌을 늘리는 식사법은 물론 피로를 회복시켜 주는 습관도 알려 드립니다. 대부분 지금 바로 실천할 수 있는 간단한 방법들입니다. 많은 도움이 되길 바랍니다.

목차

PART 2 피로를 이기는 식사법

PART 3 피로를 이기는 생활 습관

PART 4 피로를 줄이며 일하는 법

PART 5 피로를 이기는 스트레스 케어

한방강좌 1 교시

PART
1

피로를 풀어주는 수면법

좀처럼 잠 들지 못하고,
자도 자도 피로가 풀리지 않는 당신.
이제 '꿀 잠' 자는 공주님으로 변신하는 최고의 수면법을 소개 합니다.
피로 회복 전문 닥터가 소개하는 최고의 수면법

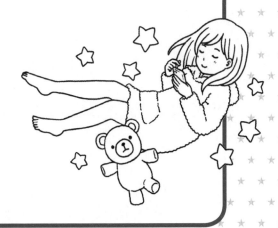

휴일에 하루 종일 자는 건 금물!

매일 아침 같은 시간에 일어나기,
이것이 '수면 피로'에서 벗어나는 첫걸음

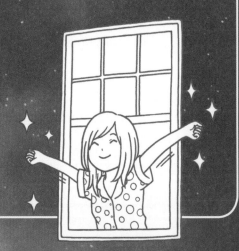

태양광으로 생체시계의 오차를 수정한다

일반적으로 사람들은 보통 낮에 활동하고 밤에 잠을 잡니다. 우리가 규칙적인 삶을 살 수 있는 것은 우리 몸 안에 '시계 유전자'라고 불리는 생체시계가 있기 때문입니다.

이 생체시계는 하루를 24.5시간 주기로 반복하도록 설정되어 있습니다. 따라서 이 생체시계는 지구의 자전 주기인 24시간과 매일 30분의 오차가 발생합니다. 이런 오차를 조절해 주는 것이 바로 태양광입니다. 매일 우리가 규칙적으로 행동할 수 있는 것은 뇌가 태양광을 감지하여 오차를 조절해 주기 때문입니다.

아침 햇살을 받으면 우울증에 걸리지 않는다

만약 지구 자전과 생체시계의 오차를 수정하지 않고 며칠씩 이어진다면 수면장애는 물론 비만, 우울증, 당뇨병, 심지어 면역결핍과 알레르기 질환 그리고 암까지 발병할 위험이 있다고 합니다. 이를 예방하기 위해서 매일 기상시간을 일정하게 정하고 온몸에 햇볕을 쬐는 습관을 가질 것을 권장합니다. 휴일에도 늦잠 자지 말고 이건 반드시 지켜야 할 생활 철칙으로 만들어야 합니다.

기상 시간이 규칙적이지 않으면 생체시계를 원활하게 수정할 수 없습니다.

쉽게 피곤해지는 사람에게 마음으로 보내는 에너지 음료
· ·
아침에 커튼 열기! 깜빡하기 쉽지만 꼭 지켜야 할 습관입니다.
· ·

'아침에 마시는 우유 한 잔'
잠의 질을 개선한다

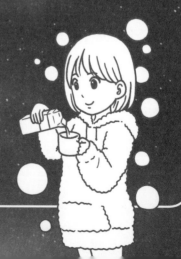

수면 호르몬 '멜라토닌'의 엄청난 효과

'자기 전에 따끈한 우유를 마시면 숙면에 좋다'.(PART1. 17장 참조)

이 이야기는 다들 아실 겁니다. 그런데 사실은 아침에 정말로 우유를 마셔야 합니다. 수면 호르몬인 '멜라토닌'의 원료가 우유에 들어있기 때문입니다. 다시 말해 멜라토닌을 만드는 트립토판(Tryptophan 아미노산의 일종)이라는 물질이 우유에 풍부합니다.

그런데 왜 자기 전이 아닌, 잠에서 깨어나는 아침 시간에 우유를 마셔야 할까요. 트립토판은 체내에서 14~16시간이 지나야 셀라토닌에서 멜라토닌으로 변환되기 때문입니다. 즉 아침에 우유를 마셔 둬야 잠자리에 들 때쯤에 양질의 멜라토닌으로 질 좋은 잠을 잘 수 있다는 것입니다.

아침 식사에 좋은 낫토와 바나나

멜라토닌의 원료가 되는 트립토판은 우유 외에도 다양한 식자재에 들어 있습니다. 예를 들면, 콩으로 만든 식품이나 생선, 고기, 계란, 견과류, 바나나, 낫토 등 단백질을 많이 함유한 식품에 들어 있습니다. 이런 식자재를 아침에 먹으면 우유와 마찬가지로 밤에 멜라토닌이 생성되는 데 도움을 줍니다. 특히 아침의 낫토는 간편하게 먹을 수 있고 영양도 풍부합니다.

단백질 부족은 수면에 나쁜 영향을 미치기 때문에 평소부터 단백질을 충분히 먹어 둬야 합니다.

쉽게 피곤해지는 사람에게 마음으로 드리는 에너지 음료
· ·
아침의 단백질이 밤의 숙면을 가져다 줍니다.
· ·

수면법

식사법

생활 습관

일하는 법

스트레스 케어

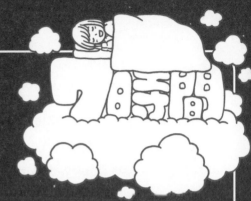

3

자도 자도 피곤할 때
효과 있는 7시간 수면법

수면 부족이 비만의 원인?!

수면부족이 비만의 원인일 수도 있다는 걸 알고 계십니까? 잠이 모자라면 렙틴(leptin 식욕을 억제하고 에너지 소비를 증가시키는 호르몬)이라는 호르몬이 줄어들어 식욕이 늘어나는 것입니다.

인간은 누구나 기본적으로 7시간 정도 자야 합니다. 나이와 계절에 따라 적당하다고 느끼는 수면 시간에는 차이가 있지만 그래도 최소한 6시간은 자야 합니다. 수면부족은 성인병과 우울증의 원인이 되기도 합니다. 반면 8시간 이상의 수면은 생명을 단축시킨다는 주장도 있습니다. 너무 과하지 않은 적당한 수면 시간이 중요합니다.

토막 잠도 괜찮아

살다 보면 충분히 자지 못하는 날도 있기 마련입니다. 그럴 때는 토막 잠이라도 자야 합니다. 총 수면 시간이 7시간은 돼야 충분히 건강할 수 있습니다.

원래, 인간 사회에서는 밤에 몰아서 자는 '단발성 수면'이 상식이지만, 자연계의 야생동물들은 하루를 여러 번 나눠서 자는 '다발성 수면'을 합니다. 그렇기 때문에 우리 인간도 시간 날 때 잠깐씩 자는 분할수면도 가능한 것입니다. 중요한 것은 수면의 질 입니다. 낮 시간대에 20분이라도 쪽잠을 자면 뇌와 몸의 피로가 회복됩니다.

쉽게 피로해지는 사람에게 마음으로 드리는 에너지 음료
··
그날 피로는 그날로 풀기!
··

피곤한 여성을 위한 구세주!!

저녁 식사 때 한 접시 추천한다면, 김치가 금상첨화

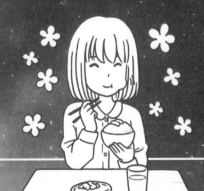

피로와 스트레스 해소에 좋은 GABA

최근 GABA('감마 아미노부티르산'을 줄여 '개바'로 부른다)가 주목 받고 있습니다. GABA는 부교감신경을 활성화하는 뇌 속 신경전달물질로 흥분을 억제하고, 피로 회복, 스트레스 완화, 그리고 수면의 질까지 높여 주는 효과가 있으므로 스트레스로 가득 한 현대인에게 필수불가결한 존재입니다. 물론 영양 보충제나 식품 첨가제로도 손쉽게 섭취할 수 있지만 발효식품인 김치를 추천합니다. 김치에는 GABA를 만들어 내는 유산균이 1g 당 억 단위로 들어 있어 김치를 먹으면 GABA가 손쉽게 생성됩니다.

캡사이신으로 편안히 잠들기

또한, 김치 재료 중 하나인 고추에는 수면을 돕는 캡사이신이 풍부하게 들어 있습니다. 캡사이신은 땀을 나게 함으로써 체온을 낮춰 주는 작용이 있고, 수면 초기에 팔과 다리 끝 쪽으로 몸 내부 온도를 빠져나가게 유도합니다. 이것들은 모두 원활하게 잠드는 것을 돕는 작용입니다. 몸 내부 체온은 서서히 내려가기 때문에 취침 2~3시간 전에 김치를 먹으면 좋습니다. 너무 많이 먹으면 매운 맛 때문에 자율신경이 흥분할 수도 있으므로 적당량을 섭취하도록 합시다.

쉽게 피곤해지는 사람에게 마음으로 보내는 에너지 음료

···

짜증났던 하루 일과 후엔 김치가 최고!

···

5

저녁에 스마트폰의
블루라이트를 차단하면
눈도 마음도 편안

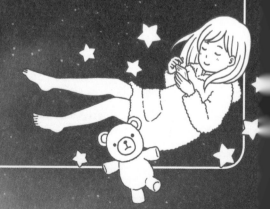

불면의 주범은 블루라이트

스마트폰이나 컴퓨터는 현대인에게 없어서는 안될 필수품이 되었습니다. 하지만 안타깝게도 스마트폰에서 나오는 강한 블루라이트는 수면에 나쁜 영향을 끼칩니다. 밤이 되면 뇌에서 서서히 수면 호르몬인 멜라토닌이 분비되면서 졸음이 오게 되는데, 밤에 블루라이트 등 강한 빛을 보게 되면 뇌가 밤을 낮으로 착각합니다. 그러면 뇌가 멜라토닌 분비를 멈춰버립니다. 또한 블루라이트는 빛의 파장이 짧고 산란되기 쉬워 눈의 피로가 쌓이는 원인이 되기도 합니다.

 밤10시 이후에는 스마트폰을 멀리 하라!

멜라토닌은 밤 10시부터 수면 중인 새벽 2~3시까지 계속 분비돼 깊은 잠을 자게 해 줍니다. 그러므로 밤 10시가 지나면 스마트폰을 하지 않는 것이 가장 좋습니다.

하지만 그게 어렵다면 스마트폰 색깔을 따뜻한 색 계열로 바꾸는 설정을 이용해 보십시오. 눈에 편한 따스한 색깔의 빛이라면 뇌에 미치는 자극이 줄어 수면의 방해를 줄일 수 있습니다. 빛의 강도 역시 조절해야 합니다. 그러나 이것은 어디까지나 임시방편일 뿐, 여전히 자극은 남아있기 때문에 스마트폰 보는 시간 자체를 가능한 한 줄여야 한다는 것을 명심하세요.

> 쉽게 피곤해지는 사람에게 마음으로 보내는 에너지 음료
> ....
> 아이폰에는 'Night Shift', 갤럭시에는 '블루라이트 필터'라는 설정이 있습니다.
> ....

수면법

식사법

생활습관

일하는 법

스트레스 케어

밤 10시부터가 악마의 시간.

살 빼고 싶으면 30분 일찍 잠들자!

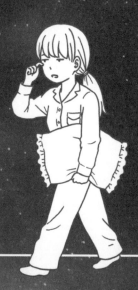

무언가를 먹고 싶어지는 위험한 그 시간

저녁 식사 후에도 밤 10시가 넘으면 왠지 출출해지고, 무심코 냉장고 앞을 기웃거리는 경우가 종종 있습니다. 다이어트 중 일 때, 늦은 밤의 간식 유혹은 비만의 원인으로 지목됩니다.

밤 10시부터 새벽 2시 사이는 악마의 시간입니다. 왜냐하면 이 시간대에 음식물 흡수의 효율이 가장 높아지기 때문입니다.

위나 장에 음식물이 남아있으면 위산이 계속 나오게 되므로 소화 불량이 되고 수면의 질도 떨어지기 때문에 야식은 무조건 피해야 합니다.

잠자리에 일찍 들면 아침의 불안감과 몽롱하고 개운치 못한 상태를 해소

밤이 깊어 갈수록 출출해지는 것은 인간의 기억이 원인이라고 알려져 있습니다. 먼 옛날 인간은 밤이되면 맹수의 공격으로부터 때 느꼈던 불안과 위험에 대한 기억이 여태껏 우리의 유전자에 남아 있다는 것입니다.

그래서 밤이 되면 불안감에서 뇌가 스트레스를 받아 교감신경이 부교감신경보다 우위에 서게 됩니다. 그러면 본능적으로 우리 몸의 균형을 찾기 위해 부교감 신경이 활성화되고 마음이 느긋해지면서, 그 결과 '먹는' 행위에 욕심을 내게 된다고 합니다. 심야의 위험한 간식 유혹을 막기 위해 밤 10시가 넘으면 가능한 한 빨리 잠자리에 들도록 합니다.

> 쉽게 피곤해지는 사람에게 마음으로 보내는 에너지 음료
> ·····································
> 다이어트의 첫걸음, 역시 30분 일찍 잠자리에 드는 것.
> ·····································

수면법

식사법

생활 습관

일하는 법

스트레스 케어

6

생체시계를 멋지게 활용해서
BMAL 1으로 쾌면과 다이어트하기

일상생활의 리듬을 조절하는 생체시계 유전자로 알려진 BMAL 1(Brain and Muscle ARNT–Like 통칭 '비말 원')은 지방세포의 분화를 촉진하는 단백질을 만드는 기능도 가지고 있습니다(즉 지방을 축적하는 기능을 가진 단백질입니다). BMAL1은 시간대에 따라 서서히 증가하다가 새벽 2시쯤에 피크를 이룹니다. 따라서 같은 양의 칼로리를 섭취해도 밤 10시부터 새벽까지는 BMAL 1의 생성 효율이 올라가 지방 축적이 많이 되므로 이 시간대에는 음식을 조금만 먹어도 상대적으로 살이 찌기 쉽습니다. 역시 저녁 식사는 밤 9시까지는 모두 끝내는 것이 좋습니다.

우리는 이 BMAL 1의 구조를 알아두기만 해도 효율적인 다이어트를 할 수 있습니다.

밤에 먹으면
지방이 쌓인다

BMAL 1의 하루 변동치

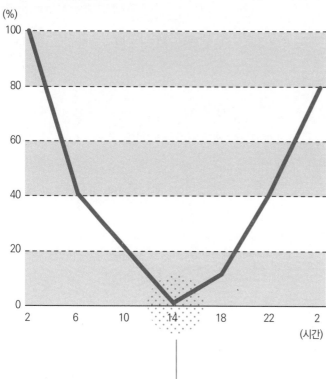

먹어도 좋은 시간대

BMAL 1이 제일 적어지는 시간대가 오후 2시 전후입니다. 만약 단것을 먹는다면 흡수 효율이 가장 낮은 오후 2시에서 4시 사이가 최적의 시간대입니다. 이 시간대에 간식을 먹어 두면 허기를 완화할 수 있어 저녁 식사 때의 폭식을 막을 수 있습니다.

7

방안의 온도가 수면의 질을 좌우한다

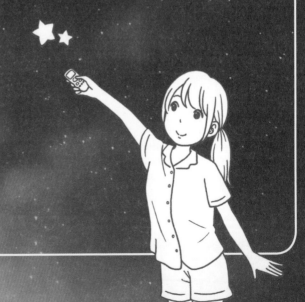

냉난방 조절로 쾌적한 수면을

피로 회복이나 미용을 위해서는 수면의 질을 높이는 것이 중요합니다. 잘 자려면 침실 환경이 중요하죠. 그 중에서도 방안의 온도는 잠의 질을 크게 좌우합니다. 에어컨을 계속 켜 두면 안 좋다고들 하지만 사실은 그 반대입니다.

에어컨을 틀지 않고 한 여름의 더위와 겨울의 추위 속에서 잔다면 몸에 부담을 주게 되고 자율신경도 쉬지 못하기 때문에 충분한 피로 회복이 불가능한 것입니다. 에어컨은 아침까지 그냥 켜 둬서 쾌적한 온도를 유지하도록 합시다.

겨울 20도, 여름 25도가 적정 온도

겨울엔 실내온도를 20도 전후로 유지하는 게 좋습니다. 거실과 침실에 온도 차가 있으면 자율 신경에 부담이 되기 때문에 모든 방을 같은 온도로 설정하는 것이 이상적입니다. 여름에는 폭염 때문에 열사병을 일으키는 경우도 있으므로 실내 온도 조절은 필수입니다. 땀을 흘리지 않는 정도가 최적입니다. 너무 강하지는 않게 25도 전후로 설정하는 것이 좋습니다. 또 습도를 일정하게 유지하는 것도 중요합니다. 특히 겨울에 보일러나 히터를 틀어 두면 공기가 건조해지기 쉽기 때문에 피부와 목을 보호하는 차원에서 적절한 가습은 필수입니다.

쉽게 피곤해지는 사람에게 마음으로 보내는 에너지 음료
· ·
참는 게 미덕이 아니다. 가끔 응석을 부리자.
· ·

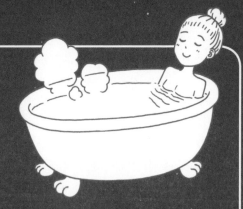

목욕은 잠들기

....

1시간 전, 미지근한 물에 10분이

....

최적

체온의 오르내림이 편안한 잠을 보장합니다

잠자리에 들 때 우리 몸은 체온을 서서히 내려 신진대사를 억제합니다. 신체가 잠잘 준비에 들어가는 것입니다. 몸 속 체온을 서서히 내리기 위해서 손발의 피부 혈관을 열어 몸의 열을 방출하게 되는데, 졸릴 때 손끝과 발끝이 따뜻해지는 건 이 때문입니다.

몸 속 체온의 하락폭이 클수록 뇌의 온도도 내려가 쉽게 잠에 들게 됩니다. 그래서 목욕을 통해 몸의 체온을 일단 올려 놓으면 내려가는 폭도 커져서 편안하게 잠이 들게 됩니다. 입욕 타이밍은 잠자기 1시간 전이 이상적입니다. 이때 따뜻한 물에 10분 정도 목욕하는 것이 최고입니다.

 뜨거운 목욕 NO, 오랜 시간 목욕 NO! 38도 전후가 최적

물 온도는 자극이 적도록 '따뜻한' 정도가 좋습니다. 체온에 가까운 38도 전후를 권장합니다. 물이 너무 뜨거우면 교감신경이 활발해져 뇌가 깨어날 수 있으니 조심해야 합니다.

미용 차원에서 오랜 시간 목욕을 하는 사람도 많은데 이 역시 체온이 너무 올라갈 위험이 있기 때문에 권장하기 어렵습니다. 한편 물의 온도는 계절에 따라 다르게 느껴질 수밖에 없습니다. 그러니 여러분의 피부 감각을 믿고 미세하게 조정해야 할 것입니다.

쉽게 피곤해지는 사람에게 마음으로 보내는 에너지 음료
· ·
물은 어깨가 아닌 가슴까지만 담글 것
· ·

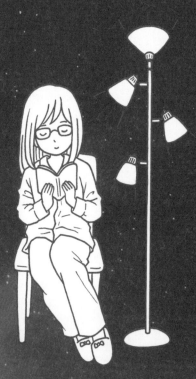

불면 탈출!
침실은 간접 조명으로
무드 있게 ♪

달빛 같은, 따스하고 은은한 빛에 쌓여서

침실을 꾸밀 때 중요한 것 중 하나가 빛을 조절하는 것입니다. 뇌는 아침에 강한 빛을 받아 깨어나고, 밤에 어두워지면 자게 되는 성질이 있습니다. 밤에 조명이나 스마트폰 등 강한 빛을 보게 되면 뇌 안에서 멜라토닌 분비가 중지돼 뇌가 깨어날 수 있으니 주의해야 합니다. 자기 2시간 전에는 방의 형광등을 끄고 느슨한 효과가 있는 따스한 계열의 '다운 라이트(혹은 매립형 조명)'로 바꿔줘야 합니다. 수면 중에는 다운 라이트도 끄고 칠흑 같은 어둠 속에서 잘 것을 권합니다.

 라이트는 발 밑에 두는 것이 베스트

백열계 조명의 노랗고 따스한 빛은 부교감 신경을 활성화해서 뇌의 긴장은 풀어주지만 광원이 직접 눈에 들어오게 되면 뇌가 깨어나 버릴 우려가 있습니다. 간접 조명의 위치는, 누웠을 때 광원이 보이지 않는 곳을 추천합니다. 또, 가능하면 침대에 누웠을 때 발이 위치하는 곳 아래쪽에 설치할 것을 권장합니다.

전등갓에 싸인 백열전구나 은은한 LED조명이나 밝기를 조절할 수 있는 장치가 달려있는 것이 이상적입니다. 편안함이 느껴지는 밝기로 조절해서 뇌와 몸의 긴장을 풀어주면 자연스럽게 잠에 빠져들 수 있습니다.

쉽게 피곤해지는 사람에게 마음으로 보내는 에너지 음료
· ·
밤에 잠이 깨는 사람도 이런 작은 습관으로 숙면을 누릴 수 있습니다.
· ·

10

탈 카페인으로
최고의 취침 음료
'생수로 우려낸 녹차'

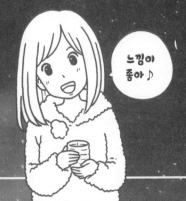

느낌이
좋아 ♪

감칠맛 성분인 테아닌이 불면해소에도 효과

각성 효과가 있는 카페인을 먹으면 잠이 잘 오지 않는다는 건 널리 알려진 사실입니다. 그리고 건강에 조금만 관심이 있는 사람이라면 녹차에 카페인이 들어 있다는 것도 익히 알고 있을 것입니다. 그런데 왜 녹차를 잠이 오게 하는 음료로 추천하는 것일까요? 결론적으로 녹차를 끓이지 않고 생수로 우려내면 카페인이 나오지 않기 때문입니다. 즉 생수에 우려낸 녹차는 수면에 지장을 주지 않습니다. 그래서 녹차는 임산부에게도 권장될 정도입니다.

또 녹차에는 카페인의 흥분작용을 억제하는 테아닌도 들어 있어 불면증 해소에 최적입니다. 테아닌에는 감칠맛이 나게 하는 성분이 들어 있는데, 얼음으로 급랭하면 감칠맛이 쉽게 우러나옵니다. 한번 시험해 보시지요.

알파(α)파 덕분에 뇌도 평안

녹차에 들어있는 테아닌은 아미노산의 일종으로, 흥분 작용을 억제하는 글루타민산과 흡사한 구조를 갖고 있습니다. 그래서 낮에 카페인을 과다하게 섭취했더라도 자기 전에 우려낸 녹차를 마시면 녹차에 들어있는 테아닌이 뇌를 진정시켜 줍니다.

또 테아닌을 섭취하면 뇌를 편안하게 해 주는 알파(α)파가 나오기 때문에 피로 회복에 매우 좋습니다. 뿐만 아니라 지방 연소 효과도 기대할 수 있습니다. 자연의 식자재인 녹차는 몸에 좋은 취침 및 미용 음료입니다.

쉽게 피곤해지는 사람에게 마음으로 보내는 에너지 음료
· ·
마시기만 해도 아름다워지는 테아닌 파워!
· ·

실크 잠옷은
투자할 가치가 충분하다

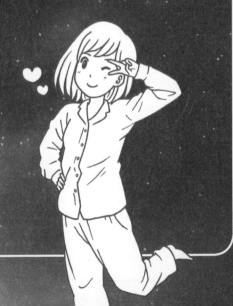

1 실내복 차림으로 자는 건 NO

여러분은 실내복과 잠옷을 구분하시나요? 뭐가 다르냐고 반문하실 분
도 있으시겠지만 전자와 후자는 분명히 다르고 또 구분해야 합니다. 실내
복이나 추리닝복은 집에서 편하게 활동하기 위해 입는 옷이고, 잠옷은 잠
잘 때 입는 옷입니다.

특히 잠옷은 수면의 질을 크게 좌우하기 때문에 잠을 방해하지 않는 디
자인이 중요합니다. 이상적인 잠옷의 조건은 너무 조이거나 압박하지 않
는 디자인이어야 한다는 것입니다. 허리나 손목에 꽉 끼는 고무나 후드가
있는 것은 좋지 않습니다. 입었을 때 쾌적하다고 느껴지거나, 착용 감이
좋은 것을 고릅시다.

2 여름에 시원하고 겨울에는 따뜻한 최고의 잠옷 실크 파자마

계절에 따라 차이는 있지만 사람은 잠잘 때 대략 1리터 정도 땀을 흘린
다고 합니다. 나일론으로 만들어진 통기성이 나쁜 잠옷은 '침상 내 기후
(=이불과 요 사이의 온도와 습도)'를 불쾌하게 하고 자율신경을 혼란하게
만들어 수면의 질을 떨어뜨리니 피하는 게 좋습니다. 실크 소재의 잠옷을
강력히 권합니다. 흡수성이 뛰어나고 습기 방지 속도가 빨라, 잠잘 때 흘
리는 많은 땀을 생각하면 잠옷으로 최고입니다. 이와 더불어 보온성도 높
아 여름에는 시원하고 겨울에는 따뜻하게 몸을 감싸 주는 최고의 소재입
니다.

쉽게 피곤해지는 사람에게 마음으로 보내는 에너지 음료
· ·
최악의 잠옷은 후드 달린 것.
· ·

수면법

식사법

생활 습관

일하는 법

스트레스 케어

Q.
수족 냉증으로 잠 못 이룬다면?

A.
발바닥에 붙이는 핫 팩과 레그워머를

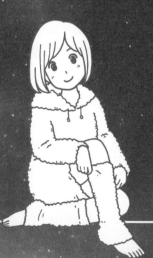

잠잘 때 양말은 YES? NO?

겨울에는 목욕을 해도 손발이 시려서 잠을 못 잔다고 고충을 토로하는 여성분들이 많습니다. 하지만 양말을 신고 자는 건 수면에 나쁜 영향을 미치므로 권장하지 않습니다. 잠자리에 들 때는 손발에 몸 속 체온이 빠져나가면서 꿈나라로 가는 것입니다. 그런데 양말을 신으면 열이 잘 빠지지 못해 몸의 체온이 원활히 내려가지 않습니다.

그래서 권하는 것이 레그워머입니다. 다리를 덮혀줄 뿐 아니라 발 끝에서 열이 잘 빠져나갈 수 있는 최적의 디자인을 갖추고 있어 질 높은 수면을 도와줍니다.

발목을 덮혀 주는 것이야 말로 수족냉증 해결의 지름길

레그워머는 끝 쪽이 터져 있어서, 발끝이 시린 것은 막아 주지 못한다고 생각할 수 있습니다. 하지만 발끝 보다 발목을 덮혀 주는 것이 냉증 해소의 지름길입니다. 발목은 근육과 지방이 적어 쉽게 차가워지는 부위이므로, 발목을 중점적으로 덮혀 주면 발목을 통과하는 혈액이 따뜻해지고 다리 전체의 냉증을 해소할 수 있습니다.

레그워머를 하고 자면 밤에 깨는 횟수도 줄어드는 것으로 조사됐습니다. 겨울뿐 아니라 여름에도 유용하므로 1년 내내 활용하실 것을 추천합니다.

쉽게 피곤해지는 사람에게 마음으로 보내는 에너지 음료
피로와 비만의 원인이 되는 냉증은 여성의 최대 적입니다

우리 몸에서 핫 팩 효율이
제일 좋은 곳은?

겨울에 큰 활약을 하는 휴대용 핫 팩, 일명 손난로. 주머니에 넣어 손을 따스하게 덥히거나 등이나 배에 붙여 따뜻함을 주는 등 겨울철 필수품이 되고 있습니다.

그런데 어느 한 곳에 한 장만 붙여도 온몸이 따뜻해지는, 그렇게 효율 좋은 지점이 우리 몸에 있다는 사실을 알고 계십니까?

그곳은 바로 발바닥입니다. 붙이는 휴대용 핫 팩을 외출 전에 신발 안쪽에 붙여 두면 냉증 방지에 큰 도움을 줍니다. 목덜미, 허리, 배에 붙여도 효과가 좋습니다. 한 번 시험해 보시지요.

다 식었어,
고민이야

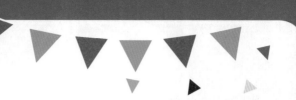

핫 팩 효율이 좋은 부위 순위

1 위

발바닥

발은 걸을 때마다 하반신을 둘러싼 혈액을 펌프처럼 온몸으로 실어 나릅니다. 그래서 발바닥을 따뜻하게 하면 그곳을 지나는 혈액도 덥혀져 몸 전체의 체온을 높여 줍니다.

2 위

목덜미

목덜미에는 두껍고 중요한 혈관이 지나기 때문에 목덜미를 따뜻하게 해주면 효과가 바로 나타납니다. 몸도 효율적으로 덥힐 수 있습니다.

3 위

허리

몸 중심에 있는 허리를 따뜻하게 하면 내장이 덥혀져 기분과 몸 모두 훈훈해집니다.

4 위

배

내장을 따뜻하게 하면 대사가 빨라져 체온 상승은 물론 다이어트 효과도 볼 수 있습니다.

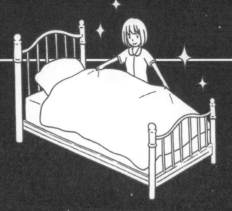

13

5성급 호텔이
침실에 베이지색 인테리어를
사용하는 이유

침실에 빨강색이나 검정색은 금기입니다

침실 인테리어는 어떤 색을 사용하는 것이 좋을까요? 만약 빨강이나 노랑색을 비롯한 따뜻한 색이나 검정색을 사용하고 있다면 조심해야 합니다. 이들 색깔은 뇌를 자극해서 교감신경을 활성화시키기 때문에 편안한 잠을 방해할 수 있습니다. 특히 커튼 이불 커버 등 면적이 넓은 아이템에 이런 색을 사용하는 것은 금물입니다.

하지만 기분이 침울할 때 따뜻한 색을 보면 힘이 나는 경우도 있으므로 아침에 눈에 띄기 쉬운 곳에는 빨강이나 오렌지색 계열의 인테리어를 둬도 무방합니다.

차분해지는 색감을 선택

침실 인테리어 색깔은, 내추럴한 베이지색이 최상입니다. 일류호텔 객실을 떠올려 보면 쉽게 알 수 있습니다. 진하지 않고 부드러운 톤의 베이지색은 부교감 신경을 활성화해 잠이 부드럽게 들도록 도와줍니다. 또 옅은 청색이나 녹색 등 차가운 계열도 긴장을 풀어 주는 효과가 큽니다.

그 중 마음이 차분해지는 색이나, 좋아하는 색깔을 골라 인테리어에 사용해 보십시오. 면적이 넓은 아이템 하나만 바꿔도 충분히 좋은 효과를 거둘 수 있습니다.

쉽게 피로해지는 사람에게 선사하는 마음의 에너지 음료
· ·
침대 커버만 바꿔도 OK!
· ·

나만의
수면법으로
오늘 밤부터
'꿀잠' 자기

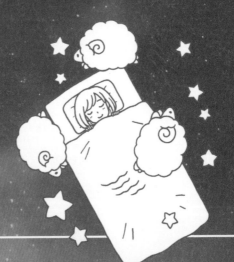

단조로운 작업이 잠을 부른다

고속도로 운전, 따분한 책 읽기와 같은 단순한 작업들이 잠을 부릅니다. 단조로운 행동은 뇌에서 α파가 나오도록 하여 부교감 신경을 활성화시키기 때문에 잠이 오게 하는 것으로 밝혀졌습니다. 이 효과는 과학적으로 증명됐고 수면법으로 활용할 수도 있습니다. ▲눈을 감고 숫자 세기 ▲따분한 책 다섯 페이지씩 읽기 등 마음에 드는 행동을 찾아내서 매일 자기 전에 의식처럼 치르면 더욱 차분해지고 잠 드는 효과가 높아집니다.

독창적인 의식을 만들자

수면 의식에서 중요한 것은 자신만의 독창적인 습관을 찾아내는 것입니다. 우선은 수면에 들기 전 자신이 어떤 행동을 하였을 때 차분해지는지 찾아봅시다. 서투르거나 마음에 들지 않는 행동을 억지로 하게 되면 스트레스가 쌓이고 교감신경이 활성화되어 역효과가 납니다.

스마트폰이나 태블릿 등 강한 빛을 발하는 전자 기기를 보는 습관도 뇌를 깨여있도록 만들기 때문에 피하는 게 좋습니다. 다음 페이지에서 추천할 만한 수면 의식을 소개합니다.

쉽게 피로해지는 사람에게 선사하는 마음의 에너지 음료
· ·
잠들기 5분 전의 루틴이 의외로 중요
· ·

수면법

식사법

생활 습관

일하는 법

스트레스 케어

쉽게 잠 못 드는 사람
바로 곯아 떨어지게 만드는 수면 의식

'몸은 피곤한데 눈이 말똥말똥해져서 잘 시간이 됐는데도 졸리지 않는다.' 한번쯤 고민해 본 적 있으시죠? 이런 고민에서 여러분을 구해 주는 것이 수면 의식입니다.

밤에 눈이 떠지는 것은 낮 동안 흥분한 교감신경이 진정되지 않고 여전히 살아있기 때문입니다. 유감스럽게도 자율신경은 스스로를 제어하지 못하기 때문에, 이것을 제어하도록 만드는 부교감신경을 활성화시키기 위해 수면 의식을 활용하는 것입니다. 어릴 적 어머니가 아이들에게 책을 읽어 주는 것도 수면 의식의 일종입니다. 멍한 상태에서 쉽게 할 수 있는 것들이 효과적입니다.

고민이 많고, 꼬리에 꼬리를 무는 잡생각, 전부그만!

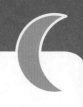

오늘부터 당장 할 수 있는 수면 의식 ♪

좋아하는 향의 바디 크림을 바른다

마사지를 할 때 바디 크림을 바르면 건조한 피부에 좋을 뿐 아니라 긴장을 푸는 데도 효과가 뛰어납니다. 부교감신경을 활성화시켜 잠을 원활하게 해 줄 겁니다. 좋아하는 향의 크림을 선택하면 안정 효과가 더 높아집니다.

되도록이면 어려운 책을 읽는다

수면 의식으로 책 읽는 방법을 택한다면 가능한 한 지루하고 따분한 책을 고릅니다. 재미있는 책을 읽으면 내용에 집중하게 되므로 도리어 수면을 방해하는 역효과가 날 수 있습니다. 반면 분위기 좋은 사진집이나 일러스트가 많은 책은 차분해질 수 있어 좋습니다.

마음 편안한 음악을 듣는다

힐링 음악이나 조용한 클래식 등 부교감신경을 활성화하는 음악은 수면 의식에 최적입니다. 템포가 빠른 음악은 교감신경을 우위에 놓게 되므로 피하는 것이 좋습니다. 볼륨은 너무 크지 않고, 기분이 좋을 정도로 들어야 합니다.

자기 직전의 칫솔질은 NO!

자기 직전에 이를 닦는 습관은 좋지 않습니다. 이를 닦는 치약은 자극적이어서 교감신경을 활성화하기 때문에 잠 들기 어려운 몸 상태가 되는 것입니다. 칫솔질은 취침 1시간 이상 전에 해 주십시오.

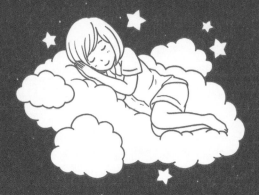

오른쪽으로 누워 자면
아기처럼 곤히 잠든다

코골이를 막아주는 숙면 포즈

일어났을 때 '몸이 무겁고 잠이 부족했다'고 느낀다면 잠을 자면서 코를 골았을 가능성이 있습니다. 코골이는 숙면을 방해할 뿐 아니라, 기도가 막혀 호흡이 멈추는 '수면 무호흡 증후군'으로도 연결됩니다. 위험하고도 나쁜 습관이며 대책이 필요합니다.

코 고는 것을 막으려면 오른쪽으로 누워 자는 게 최상입니다. 옆을 보고 누우면 기도가 확보돼 코를 잘 골지 않게 됩니다. 수면 무호흡 빈도를 줄여 줍니다. 꼭 실천해 보세요.

오른쪽을 보고 자면 소화도 잘 됩니다

오른쪽으로 누워 자야 하는 이유는 위장이 몸 왼쪽에서 오른쪽을 향해 휘어지듯 위치하고 있기 때문입니다. 위장의 곡선을 따라 몸을 옆으로 눕히면 소화의 흐름을 도와줍니다. 또 자율신경에 가해지는 부담도 줄여 줘서 질 좋은 숙면을 유지할 수 있습니다.

잠자는 동안 뒤척이는 것은 자연스러운 일이므로 도중에 자세가 바뀌는 것은 어쩔 수 없지만, 잠을 자기 시작할 때는 의식적으로 오른쪽으로 눕는 습관을 들이는 것이 좋습니다. 안고 자는 베개를 활용하면 기도를 보다 쉽게 확보할 수 있습니다.

쉽게 피로해지는 사람에게 마음으로 드리는 에너지 음료

코 고는 것을 방치하면 노화는 물론 생명의 위험까지!

수면법

식사법

생활 습관

일하는 법

스트레스 케어

거짓말 같지만 진짜로 졸음이 몰려 온다

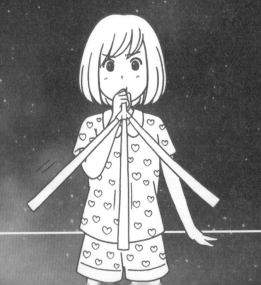

가벼운 복식호흡으로 잠에 빠진다.

잠이 오지 않을 때는 억지로 잠을 청하지 말고, 누운 채 긴장을 풀고, 배를 서서히 내밀며 숨을 들이마신 뒤 3초 후, 다시 천천히 숨을 내 쉬는 동작을 계속하면 자연스럽게 복식호흡이 돼 잠에 들게 해줍니다. 복식 호흡은 폐 아래에 밀집되어 있는 횡격막을 위아래로 움직이게 해서 자율신경을 자극합니다. 이 자극이 부교감신경을 활성화하기 때문에 결과적으로 잠에 드는 것을 도와주는 것입니다. 자기 직전 침대에 누웠을 때 바로 해 봅시다. 모든 생각을 내려 놓고 편안하게 호흡에만 집중합니다. 처음 하시는 분은 누운 상태에서 배꼽 부위에 책을 올려놓고 책이 상하 운동을 하도록 호흡을 하는 것도 좋은 방법입니다.

 오늘부터 할 수 있는 4-7-8 호흡법

간단히 할 수 있는 복식호흡의 또 다른 방법이 있습니다. 그것은 바로 요즘 화제가 되고 있는 '4-7-8 호흡법'입니다. 방법은 간단합니다. 입을 닫고 4초간 숨을 천천히 들이마시고 숨을 멈춘 뒤 7초까지 셉니다. 다음에 8초 동안 천천히 숨을 내뱉습니다. 만일 당신이 자기 전에 이것을 3회 반복하기만 한다면 자연스럽게 잠이 올 것입니다. 또한 복식호흡은 혈액순환을 좋게 하고 냉증이나 부종, 변비 해소에도 도움을 주므로 미용 효과도 얻을 수 있습니다. 복식 호흡은 낮에 피로를 느꼈을 때도 피로를 낮춰 주는 데 유효합니다.

쉽게 피로해지는 사람에게 마음으로 드리는 에너지 음료
· ·
예민한 사람은 모든 잡념을 내려놓고 호흡에 집중하자
· ·

배고파서 잠 못 이루면
따끈한 우유 한 잔

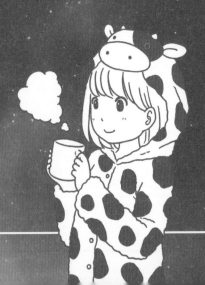

불안을 없애 주는 따끈한 우유

스트레스가 많은 현대 여성은 과잉 긴장상태와 냉증 때문에 몸 속 체온의 열을 내보내지 못해 잠을 잘 이루지 못합니다. 뿐만 아니라 자는 도중에도 몸이 긴장해서 피로가 풀리지 않는 사람이 많습니다.

따라서 따끈한 우유를 마셔서 손발의 온도나 체온을 올려 두면 잠드는 데 필요한 열 방출이 부드럽게 이뤄져 편하게 잠들 수 있게 됩니다. 배도 따스해지기 때문에 부교감신경이 활성화되어 안정 효과가 큽니다. 우유의 온도는 호호 불며 마실 정도로 약간 뜨거운 것이 좋습니다.

 40도 정도의 온수도 추천

부드럽게 잠들려면 체온과 유사한 정도의 온수를 마시는 것도 권장할 만합니다. 뜨거운 우유와 마찬가지로 몸을 안쪽에서부터 덥혀 주기 때문에 몸 속 체온 상승은 물론 부교감신경 활성화에도 효과적입니다.

온수는 우유에 비해 칼로리가 거의 없기 때문에 다이어트 중인 사람에게 좋습니다. 막 끓인 물은 너무 뜨거워서 교감신경이 깨어날 우려가 있으니 40도 정도로 충분히 식혀서 온도를 조절한 다음에 마시도록 합시다.

쉽게 피로해지는 사람에게 마음으로 드리는 에너지 음료

자기 전의 따끈한 우유 한 잔이 숙면을 보장합니다

잠깐
쉬어가기

내일 일은
내일 생각합니다.

오늘은 오늘의 고생
만으로 충분합니다.

PART

2

피로를 이기는 식사법

왠지 매일 피곤해 보이는 사람과
왠지 몸이 무거운 사람에게 꼭 필요!
피로가 말끔히 씻기고
기분이 상큼, 깔끔해지는 식사법을 알려 드립니다.

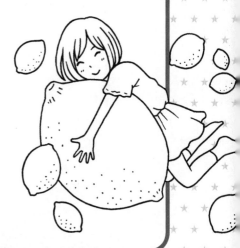

1

슈퍼 식자재
닭 가슴살로
피로를 모르는 하루를

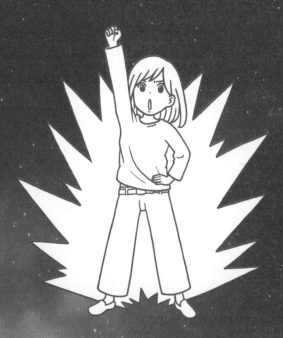

최강 성분 이미다졸 디펩타이드

전세계적으로 슈퍼 식자재인 닭 가슴살이 계속해서 주목 받고 있습니다. 건강에 좋고 영양도 만점이기 때문입니다. 닭 가슴살은 지방이 적어 칼로리가 낮지만 단백질을 효율적으로 섭취할 수 있는 우수한 식품입니다. 게다가 피로를 회복시키고 항산화 작용(염증예방과 활성산소를 억제)을 하는 '이미다졸 디펩타이드'를 풍부하게 함유하고 있어 정신 없이 바쁜 여성들에게 구세주가 되고 있습니다. 저녁 식사로 닭 가슴살 100g으로 조리한 요리를 한 접시 추가해 보십시오. 피로 회복이 빨라져 다음 날까지 피로가 이어지는 것을 막을 수 있습니다.

간단한 수제 샐러드 치킨

닭 가슴살이 몸에 좋다는 것은 알고 있었지만 요리를 하면 보통은 푸석푸석해져 기름기가 없이 요리되기 쉽습니다. 만약 촉촉한 닭 가슴살을 원하신다면 열을 너무 많이 가하지 말아야 합니다. 기본 조리법은 닭 가슴살 전체에 녹말을 가볍게 바르고 끓는 물에 넣어 바로 불을 끕니다. 그런 다음, 뚜껑을 닫아 여열로 20~30분 정도 삶으면 됩니다. 이때 어슷썰기로 조리하면 먹기가 편해집니다. 샐러드를 첨가할 경우 영양 밸런스를 맞출 수 있고 포만감이 좋아져 최강의 요리가 됩니다. 미리 만들어서 냉장고에 상비해 두고 드시면 좋습니다.

쉽게 피로해지는 사람에게 마음으로 보내는 에너지 음료
···
이미다졸 디펩타이드는 피로 회복에도 효과적입니다
···

레몬수는
오후 3시 이후에

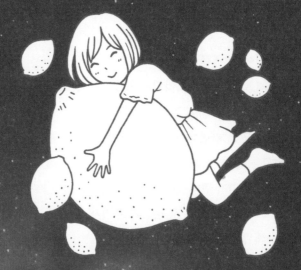

닭 가슴살과 구연산은 최강의 콤비

닭 가슴살에 들어있는 이미다졸 디펩타이드가 레몬 등에 함유된 구연산과 만나면 피로 회복 효과가 더욱 높아지는 것으로 알려져 있습니다. 원래 구연산 자체가 피로 회복 작용을 하기 때문에 2배의 효과를 기대할 수 있는 것입니다.

피로를 쉽게 느끼는 사람은, 하루에 레몬 2개 분량의 구연산(2700mg)을 드시면 좋습니다.

레몬을 짜서 손쉽게 만들 수 있는 레몬수를 추천합니다. 이때 매일 닭 가슴살과 같이 마시면 보다 높은 효과를 볼 수 있습니다. 여러 번에 걸쳐 나눠 마셔도 좋습니다.

레몬에 함유된 소랄렌 주의!

레몬수는 피로 회복 효과가 있는 구연산 외에 미용 효과가 높은 비타민 C도 풍부해 그야말로 아름다운 물방울이라 할 수 있습니다.

하지만 한 가지 조심해야 할 점은 레몬에 들어 있는 소랄렌이란 물질이 자외선에 노출되면 멜라닌 색소를 생성하며, 빛에 의해 이 활동이 활발하게 된다는 것입니다. 따라서 아침부터 레몬수를 마시면 외출 시 자외선에 노출됐을 때 기미가 쉽게 생겨날 수 있습니다. 레몬수는 자외선이 많이 줄어드는 오후 3시 이후에 마시도록 합니다.

쉽게 피곤해지는 사람에게 마음으로 보내는 에너지 음료

아침에 커튼 열기! 깜빡하기 쉽지만 꼭 지켜야 할 습관입니다.

수면법

식사법

생활 습관

일하는 법

스트레스 케어

'레몬, 우메보시, 흑초, 구연산으로 파워 업'

이미다졸 디펩타이드와 같이 먹으면 피로 회복 효과가 높아지는 구연산. 구연산은 이외에도 혈당치 상승을 억제하거나 혈류를 좋게 하는 작용을 합니다. 안티에이징 및 미백효과 등 여성에게 유용한 성분이 가득합니다.

이렇게 우수한 구연산은 레몬뿐 아니라 신맛이 나는 과일이나 우메보시, 흑초 등에도 풍부합니다. 하루 섭취 권장량은 레몬은 2개, 우메보시 큰 것으로 2개, 흑초 4분의 1컵 정도.

음료로 마시는 것이 먹기 쉽고 지속하기도 좋지만 가끔은 닭 가슴살에 우메보시나 흑초를 넣어 일품 요리로 만들어 먹어도 좋습니다.

아무튼
구연산은
대단해!

⊛ Tip

우메보시
매실에 소금을 넣어 절인 후 말린 일본 요리. 입 냄새나 땀 냄새를 억제 합니다. 우메보시 차도 있으나 우리나라의 매실 차와는 차이가 있습니다.

수면법

식사법

생활 습관

일하는 법

스트레스 케어

구연산이 많은 과일들

1위 레몬
과즙 100g 당 6.5g의 구연산 함유. 과일 중에선 최고. 비타민 C가 풍부해 면역력 향상에도 효과가 있음.

2위 키위
신맛이 뛰어난 키위도 구연산이 풍부. 비타민 C나 식이섬유 등 17종의 영양분을 함유한 만능 과일.

3위 딸기
구연산 외에 항산화 작용이 있는 안토니시안과 비타민 C가 풍부.

흑초

흑초는 구연산을 많이 먹을 수 있는 식자재 중 하나. 필수 아미노산도 풍부합니다. 고기를 부드럽게 해 주고 음식에 넣는 소금의 양을 줄여 주며, 생선 비린내를 없애 주는 효과가 있어 요리와 궁합이 잘 맞습니다. 닭 가슴살과 야채에 흑초를 넣어 중국 요리하듯 볶으면 피로 회복에 좋은 요리가 탄생합니다. 또 흑초 음료도 마시기 쉬워 권장할 만합니다. 하루 적정량은 20~30ml. 흑초는 지방 흡수를 어렵게 하고 지방이 몸에 남는 것을 막아 주는 비만 억제작용과 고혈압 강하작용이 입증됐습니다.

우메보시

구연산 섭취에는 예부터 전해오는 매실엽차도 있습니다. 마크로바이오틱(Macrobiotic)에서도 잘 나와 있습니다. 우메보시에 들어 있는 구연산은 피로 회복, 항산화 작용을 합니다. 또 발효 식품인 우메보시는 감기 예방, 면역력 향상, 정장 작용(장을 깨끗하게 하는 작용) 등이 기대됩니다.

(매실엽차 재료)

우메보시1개를 으깬 후 간장 1작은 술을 더하고, 뜨겁게 끓인 녹차나 호지차를 따른다. 필요에 따라 생강을 약간 추가 하기도 함.

3

하루 세 끼를
거르지 말자

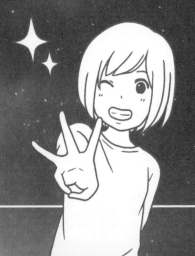

공복이 '몸이 나른해지고 무거워지는' 원인이 된다

잘 안 먹는 사람일수록 피로가 가중됩니다. 아침 식사는 거르고, 점심에는 달랑 샐러드. 이렇게 금욕적으로 칼로리를 제한하는 여성들. 극단적 절제는 몸이 나른해지고 쉽게 피로해지는 원인이 됩니다. 에너지가 부족할 때 우리 몸은 대체 에너지원인 케톤체를 만듭니다. 케톤체는 에너지는 높지만 몸을 나른하게 만들고 피로와 두통을 일으킵니다. 업무 능력을 높이려면 하루 세 끼 꼬박꼬박 규칙적으로 먹어야 합니다. 다이어트 중일 때에도 극단적인 당질 제한 등은 피하고 균형 있는 식사를 하는 등 칼로리를 적절하게 조절해야 합니다.

내장을 혹사하는 줄줄이 식사는 NO

동양 의학에서는 규칙적인 식생활을 함으로써 몸의 리듬이 정돈되고 질병을 예방하는 데 도움이 된다고 알려져 있습니다. 중요한 것은 충분한 간격을 두고 세 끼 식사를 해야 한다는 것입니다. 공복 상태로 있는 시간을 확보해 줘야 장기가 쉴 수 있기 때문입니다. 음식을 계속 먹어 장기를 혹사하게 되면 노화가 빨리 진행됩니다.

한편, 공복을 느끼면 위장에서 식욕을 촉진하는 그렐린이란 물질이 생성되어 미토콘드리아가 활성화되고 세포를 젊게 해 줍니다. 간식을 원한다면 살이 잘 안 찌는 오후 3시쯤에, 횟수는 한 번으로 정합시다.

쉽게 피로해지는 사람에게 마음으로 전하는 에너지 음료
....
세 끼 사이의 '공복'이 중요하다. 주섬주섬 먹지 말 것.
....

수면법

식사법

생활 습관

일하는 법

스트레스 케어

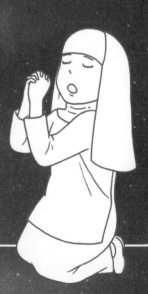

4

하늘이 내려준
세가지 영양소.
피곤한 당신에게만 알려 드립니다

최강의 한방약 인삼 영양탕

저는 평소 여러 가지 컨디션 난조로 시달리는 여성분들에게 한방약을 처방하고 있습니다. 그 중에서도 만성 피로에 탁월한 효과를 발휘하는 것이 '인삼 영양탕'입니다. 전신 기능을 높여 주고 에너지 부족을 개선해주기 때문에 피로회복 효과를 기대할 수 있습니다. 또 피부의 보습 작용이나, 혈류 개선을 통한 냉증 해소 등 여성의 고민을 단번에 해결해 줍니다. 정말로 마법 같은 한약이라 할 수 있습니다.

피로, 식욕부진, 빈혈 등 허약한 체질을 개선하는데 좋은 효과가 있습니다. 내 얘기라고 느끼시는 분들은 꼭 실천해 보세요

비타민 C는 피로에도 효과적

피부 질환이나 몸이 축 처지는 것을 막아 주는 항산화 작용을 하며, 면역력 향상 등 건강의 만능 영양소로 알려진 비타민 C. 만성 피로 증후군에도 효과적이라는 사실이 증명됐습니다.

서양 의학에서는 만성 피로 증후군 치료에 비타민 C를 많이 투여합니다. 지방이 에너지로 변환될 때 필요한 비타민 C를 충분히 섭취해서 에너지 변환을 원활하게 하고 피로를 풀어주기 위함입니다.

바쁜 여성일수록 과일이나 야채를 통해 비타민 C를 적극 섭취합시다.

쉽게 피로해지는 사람에게 전하는 마음의 에너지 음료

비타민C 알약을 가방에 넣고 다니자.

'피로를 풀어 주는 오일 〈들기름〉이 인생을 구한다'

하늘이 내려 준 세 번째 영양소는 들기름입니다. 생선이나 식물에 함유되어 있어 몸에 좋은 지방으로 알려진 불포화 지방산(동물성은 포화 지방산)으로 오메가3, 오메가6, 오메가9로 분류할 수 있습니다. 그 중에서도 EPA, DHA, α-리놀렌산 성분으로 대표되는 오메가3 는 적극적으로 먹어야 하는 지방산입니다. 오메가3에는 피로 회복, 우울증 억제, 고지혈증과 고혈압 예방, 나쁜 콜레스테롤 감소, 치매 와 탈모 방지 등 다양한 효과가 있습니다.

또 EPA(에이코사펜타엔산)는 혈관을 젊게 만들고 콜레스테롤을 배출해 줍니다. 오메가3의 α-리놀렌산은 들기름이나 아마씨 기름 에 풍부하게 들어 있으며, 체내에서 EPA나 DHA로 변환되기 때문 에 생선을 싫어하는 사람에게도 최적입니다.

인기가 많아
여러 곳에서
매진 속출!

피로와 비만을 격퇴!

들기름은 꿀풀과에 속하며, 들깨 씨를 짜서 만드는 오메가3 계열의 오일입니다. 무미무취의 투명한 이 오일은 거부감이 없고 어떤 요리에도 사용할 수 있습니다. 또 필수 지방산인 알파(α)-리놀렌산을 풍부하게 갖고 있어서 피로회복과 지방분해 효과가 있습니다. 바쁜 사람이나 다이어트 중인 여성에게 구세주가 되어 줄 환상적인 오일입니다.

효과적으로 먹는 법

들기름은 기본적으로 무미무취하기 때문에 모든 식자재에 사용할 수 있다는 점이 매력입니다. 드레싱에 뿌리고 계란덮밥(다음 페이지 참조)에 넣어 먹고 커피나 된장국에도 첨가하는 등 일상의 모든 요리에 그냥 집어넣기만 해도 영양가가 크게 높아 집니다. 낫토, 달걀 등 단백질원과 같이 먹으면 영양 밸런스도 훌륭해집니다. 주의해야 할 점은 기름이기 때문에 가능하면 밤보다는 아침이나 점심 때 먹는 것이 몸에 부담을 줄여 줍니다. 티스푼 하나가 적정량입니다.

 들기름은 산화되기 쉽고 열에 약한 성질이 있습니다. 개봉하면 산화되기 시작하므로 3개월 안에 전부 드십시오. 또한 보관할 때는 선반 안쪽이나 냉장고 등 빛이 안드는 곳에 둬야 합니다. 한편 가열해도 산화가 진행되기 때문에 열을 가하지 말고 그대로 섭취하는 것이 좋습니다.

지방이므로 요리에 첨가할 때는 칼로리를 체크합시다. 너무 많이 섭취하면 비만의 원인이 됩니다.

최강의 아침 식사 =

현미 낫토
+
계란덮밥
+
오메가3

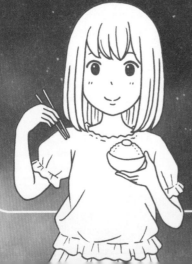

Tip

낫토키나제는 해외 직구보다 한국 식약처
에서 안전성과 기능성을 인증 받은 '건강기
능식품' 표시가 있는 제품이 좋습니다.

가성비 최고인 날계란덮밥

계란덮밥은 단백질과 탄수화물을 효율 좋게 섭취할 수 있는 최고의 영양식입니다. 달걀은 식이섬유, 비타민 C 등의 영양소를 모두 갖추고 있고, 몸에서 만들 수 없는 필수 아미노산도 풍부합니다. 현미로 만든 계란덮밥에 들기름을 뿌리면 최강의 계란덮밥으로 변신합니다. 계란덮밥에 낫토를 첨가해도 좋습니다. 낫토는 양질의 단백질을 제공하며 비타민, 철분, 식이섬유, 칼슘, 칼륨 등 영양소가 가득합니다. 낫토와 계란을 같이 먹으면 칼슘 흡수율이 올라가는 효과도 있습니다.

낫토의 파워를 실감하는 식사법

낫토에 들어 있는 비오틴(비타민 B1의 일종)은 미백 효과가 있는데, 이것이 달걀 흰자에 있는 아비딘과 결합하면 비오틴의 흡수율은 낮아집니다. 따라서 낫토와 계란덮밥을 같이 먹을 때는 흰자를 익혀서 아비딘의 효능을 약화시키는 것이 중요합니다. 반숙 계란덮밥으로 조리하거나 노른자만으로 비벼 먹어도 좋습니다.

낫토에는 낫토키나제라는 혈액 순환을 돕는 효소가 있습니다. 효소는 가열하면 사멸해 버리기 때문에 현미밥을 조금 식힌 뒤 낫토를 비벼 먹도록 합니다.

쉽게 피로해지는 사람에게 전하는 마음의 에너지 음료

3대 영양소의 PFC(=단백질, 지방, 탄수화물) 밸런스도 최고!

일하는 여성은
피로할 때
'저혈당'
식품을

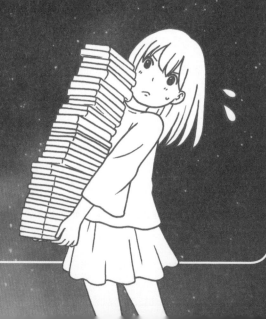

고혈당 식품은 피로를 가중시킨다

최근 저혈당 식품이 주목 받고 있습니다. 혈당지수는 식후 혈당치의 상승 속도를 나타내는 것으로, 식품에 따라 혈당지수는 크게 다릅니다. 저혈당 식품으로 대표적인 것은 메밀국수, 현미, 콩 등입니다. 반면 고혈당 식품에는 식빵, 흰쌀밥, 감자 등 당질류가 주로 속합니다. 고혈당 식품을 먹으면 혈당치가 단번에 올라가 힘이 솟는 것처럼 느껴집니다. 그래서 피곤해지면 몸은 고혈당 식품을 찾게 되는데 이는 혈당치의 급격한 오르내림을 유발시켜 몸에 부담을 주고 오히려 피곤함과 나른함을 느끼게 합니다.

현미나 통밀 등 갈색 계통을 선택

모든 식자재의 혈당 수치를 외울 수는 없습니다. 그래서 판단의 기준으로 삼을 수 있는 것이 색깔입니다. 현미, 통밀, 메밀 등 '갈색 곡물'이 저혈당 식자재입니다. 이들은 껍질이 남아 있기 때문에 소화하는 데 시간이 걸리며 혈당 수치도 낮아지게 됩니다.

반면 흰쌀밥, 가락국수, 식빵 등 '하얀 식품'은 쉽게 소화되는 고혈당 식품이란 점을 알아 둬야 합니다. 근무 시간에 먹는 간식은 저혈당 식품인 요구르트나 바나나, 사과 등이 좋습니다. 간식 시간은 흡수율이 낮은 오후 2시쯤을 추천합니다.

> 쉽게 피로해지는 사람에게 전하는 마음의 에너지 음료
> ···
> 에너지 음료도 고혈당 지수이며 힘을 미리 빌려다 쓰는 것에 불과합니다
> ···

'부드러운 빵은 NO!
아침 식사에는 바게트를'

혈당치를 급격히 오르내리게 하는 식생활이 계속되면 피로가 가중되고 정서 불안, 우울증, 비만의 위험이 높아집니다. 아침에 빵을 먹는 사람도 많은데, 식빵처럼 하얗고 부드러운 빵은 혈당치를 급격히 오르내리게 만드니 주의해야 합니다. 하얀 빵이라도 바게트나 베이글처럼 딱딱하게 굳힌 것이라면 좀 낫습니다. 씹는 횟수가 늘어나 타액이 많이 분비되면 급격한 혈당치 상승을 막을 수 있기 때문입니다. 물론 저혈당 통밀 빵도 추천합니다. 부드러운 과자나 식빵 등은 혈당치를 급격하게 변동시키는 고혈당 식품임을 기억합시다.

여성미를
높여주는
빵은 어떤 것?

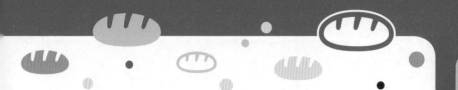

피곤을 이기는 식사법

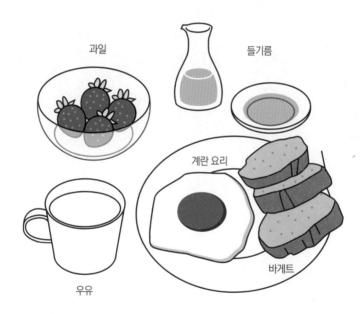

과일

들기름

계란 요리

바게트

우유

바게트는 오메가3가 들어 있는 들기름에 찍어 드세요. 여기에 피로회복에 필요한 필수 아미노산의 대명사인 달걀 요리, 세로토닌을 만드는 우유, 구연산이 들어있는 과일이 있다면 완벽한 아침 식사가 될 것입니다.

술을 마신다면
맥주를!
두 잔째도
맥주를!

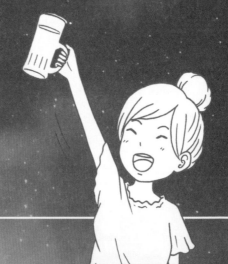

여성에게 좋은 홉의 에스트로겐 작용

미용이나 건강 면에서 알코올은 좋은 평가를 받을 수 없습니다. 하지만 술 종류나 음주 법을 올바르게 선택하면 여성의 몸에 좋은 영향을 주기도 합니다.

그래서 추천할 만한 것은 맥주입니다. 맥주 재료 중 하나인 홉에는 피로 회복, 식욕 증진, 진정 작용 외에 호르몬 밸런스를 조절해 주는 에스트로겐 작용이 있습니다. 갱년기 장애나 PMS(생리전 증후군) 완화, 생리통 억제, 탈모나 새치 예방 등 여성 특유의 고민에 좋습니다. 단, 섭취 권장량은 하루 350g 정도이므로 너무 많이 마시지 않도록 합시다.

레드 와인에 건강 효과가 없다?!

건강에 좋은 술 하면 레드 와인이 떠오를 겁니다. 실제 레드 와인에는 항산화 작용을 하는 레스베라트롤(=폴리페놀의 일종)이 들어 있고 동맥경화와 암을 예방한다고 알려져 왔습니다.

그러나 최근 미국 연구에서 레스베라트롤은 몸에 흡수되기가 힘들고 마셔도 별 효과가 없는 것으로 나타났습니다. 오히려 레드 와인에 들어 있는 폴리페놀의 안토시아닌, 타닌 등이 설사를 막는 작용을 해서 변비를 악화시킬 우려가 있는 것으로 드러났습니다.

쉽게 피로해지는 사람에게 전하는 마음의 에너지 음료
· ·
홉으로 만든 무알코올 맥주도 있습니다.
· ·

오후 2~4시에
섭취한 칼로리가
가장
쉽게 빠진다

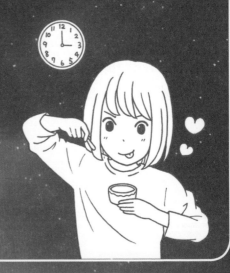

BMAL1이 지방을 축적하는 심야에 주의!

우리들 몸에는 앞서 말한 대로 BMAL1(비말 원)이라 불리는 물질이 있습니다. 낮의 활동이나 수면 타이밍을 조절하는 시계 유전자의 하나입니다. 이 물질은 체내 지방세포 분화에도 깊이 관여하고 있습니다. BMAL1의 양은 시간대에 따라 늘거나 줄어드는데, 새벽 2시에 가장 많아집니다. 따라서 새벽 2시에 지방이 가장 잘 흡수됩니다.

반대로 BMAL1이 가장 줄어드는 시간은 오후 2시경 입니다. 단것 등 칼로리가 높은 것을 먹는다면 오후 2~4시를 강력히 추천합니다.

점심은 든든하게, 저녁은 담백하게

이상적인 식사 방법은 아침 점심을 제대로 먹고 저녁은 '건강하게' 먹는 것입니다. 낮 시간대에는 활동을 하며 칼로리를 소비하므로 아침은 단백질과 탄수화물을 제대로 먹어야 합니다. 점심 때에도 흡수율이 낮아지므로 다소 지방분이 많아도 됩니다. 저녁은 지방분이 적은 것을 섭취하고 9시까지 식사를 마치는 것이 좋습니다.

BMAL1은 지방세포 분화를 촉진하는 것 외에도 다양한 작용을 합니다. 수면이나 낮 시간대 활동에도 깊숙이 관여하고 있으니 그 성질을 자세히 익혀 둬야 합니다. 자세한 것은 "PART1 BMAL 1으로 쾌면과 다이어트" 항목을 참조해 주십시오.

쉽게 피로해지는 사람에게 전하는 마음의 에너지 음료
....
시계 유전자 BMAL1은 건강과 다이어트의 친구
....

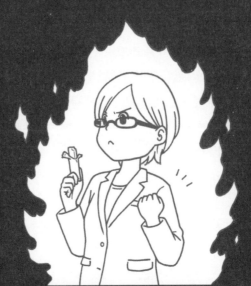

밤의 폭식은 고칠 수 있다.
오후 3시 간식으로
저녁을 미리 나눠 먹기

폭식을 막는 분식(分食) 테크닉

BMAL1 분비가 하루 중 가장 적어지는 오후 2~4시는 간식을 먹기에 가장 적당한 시간이라고 앞서 말씀 드렸습니다. 바빠서 저녁이 늦어질 것 같은 날은 오후 2~4시에 칼로리를 미리, 조금이라도 섭취해 둡시다. 몸에 흡수가 적을 뿐만 아니라 과도한 공복을 피할 수 있어 저녁 시간대 폭식을 막을 수 있습니다.

이것이 바로 나눠 먹는 '분식'으로, 저녁 일부를 다른 시간대에 미리 먹어 공복을 완화하는 방법입니다. '분식'은 혈당치가 급격히 오르내리는 것을 막아주므로, 당뇨병 치료 등에도 사용되고 있는 효과적인 방법입니다.

오후 3시에는 저혈당 식품을

'분식'은 폭식을 막아줄 뿐 아니라 피로와 나른함, 정서 불안의 원인이 되는 혈당치의 급격한 변동도 억제해 줍니다. '분식'을 할 때 가장 중요한 것은 어떤 음식을 선택하느냐 하는 것입니다.

이 문제에 대한 답은 혈당치의 급격한 상승을 완만하게 해 주는 저혈당 식품(PART2. 6번 항목 참조)에서 찾을 수 있습니다. 저혈당 간식을 책상에 비치해 두면 일하는 도중에 간편히 섭취할 수 있어 '분식'이 쉬워집니다. 특히 콩을 재료로 하는 저혈당 식품이 좋습니다. 편의점 같은 곳에서도 쉽게 구할 수 있습니다.

쉽게 피로해지는 사람에게 전하는 마음의 에너지 음료
· ·
과도한 공복은 폭식과 비만의 원인!
· ·

연어 먹고
손해 보는 일
없습니다

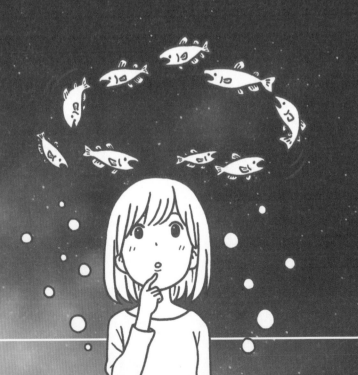

아스타크산틴의 놀라운 효과

저칼로리에다 영양도 만점인 연어는 기억력 향상에 도움이 되며, 혈중 콜레스테롤과 혈압 및 혈당치를 낮춰 주는 지방산인 DHA와 EPA는 물론, 다이어트 효과가 기대되는 비타민류까지 풍부합니다. 당질 대사를 촉진하는 비타민 B1, 장 세척 작용을 하는 비타민 A, 골다공증을 예방하는 비타민 D 등도 함유하고 있습니다.

이들 중에서 주목해야 할 것은 연어의 붉은 색소에 있는 아스타크산틴입니다. 이는 피로 회복 효과와 다양한 미용·건강 효과를 지니고 있습니다.

기미 주름에도 효과

연어에 들어 있는 아스타크산틴의 항산화 작용은 베타카로틴의 40배, 비타민 E의 1000배에 달합니다. 기미의 원인이 되는 활성산소를 제거하고 자외선에 장시간 노출된 피부에 주름이 생기는 것을 억제합니다.

또 근육이나 눈의 피로회복 등에도 효과적입니다. 동맥경화나 혈압상승 억제, 혈당치 하락, 암과 당뇨병 예방 등 엄청난 효과를 지니고 있습니다. 슈퍼 푸드의 대표라고 할 수 있는 연어를 적극 섭취합시다.

쉽게 피로해지는 사람에게 전하는 마음의 에너지 음료
· ·
비타민 E의 1000배에 달하는 항산화 작용!
· ·

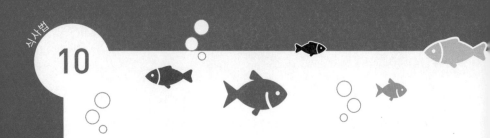

피로 회복과 미용에 모두 좋다!
미녀는 주 3회 생선을 먹는다.

생선에는 고기나 야채에서 얻을 수 없는 영양소와 지방산이 많이 들어 있습니다. 정어리나 고등어 같은 등 푸른 생선에는 체내에서 만들 수 없는 필수 지방산의 일종이자, n-3계 지방산인 DHA와 EPA가 풍부합니다.

DHA는 기억력을 개선시켜 주는 등 뇌 기능 향상에 효과가 있고 EPA는 혈액을 깨끗하게 함으로써 혈관을 건강하게 유지해 줍니다. 또 혈중 콜레스테롤, 혈압, 혈당치를 낮추는 효과도 있습니다.

참치와 가다랑어, 연어 등 생선에는 지구력 유지의 핵심인 안세린이라는 아미노산이 풍부해 피로 회복과 항산화 작용을 기대할 수 있습니다.

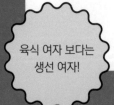

육식 여자 보다는
생선 여자!

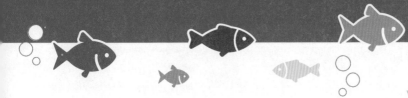

생선 초밥 먹을 때 떠올려 보자 ♪

EPA

1 위	정어리 (1381mg)
2 위	참치 (1288 mg)
3 위	고등어 (1214 mg)
4 위	방어 (898 mg)
5 위	꽁치 (844 mg)

DHA

1 위	참치 (2877 mg)
2 위	방어 (1785 mg)
3 위	고등어 (1781 mg)
4 위	꽁치 (1398 mg)
5 위	장어 (1332 mg)

함유량(100g당)

정어리 + 우메보시로 탈모 대책

유통 기한이 긴 고등어 캔이나 정어리 캔, 참치 캔을 이용하는 것이 편리합니다. 정어리 캔을 우메보시와 조합하면 탈모 예방에 효과가 있습니다. 정어리 캔에는 두피의 혈류를 촉진시켜 주는 EPA와 머리카락에 필요한 아연이 들어 있고, 우메보시는 아연의 흡수를 촉진시켜 줍니다.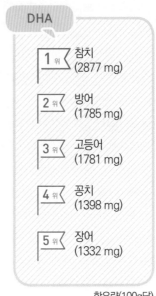

피곤한 '나'에게
상을 준다면
소고기보다는
양고기

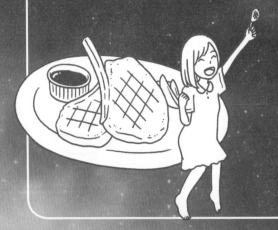

양고기는 더할 나위 없는 식자재

양고기는 육류 중에서도 특히 영양가가 높고 비타민, 미네랄, 철분 등이 풍부합니다. 피로 회복과 스트레스 해소에 효과가 있는 비타민 B1도 많아 지치지 않는 체력을 만드는 데 최고입니다.

또 지방의 녹는 점이 체온보다 높아 몸에서 잘 녹지 않고, 흡수되기도 쉽지 않다는 특성이 있습니다. 다시 말해 양고기는 건강에 매우 좋은 육류인 것입니다. 게다가 고단백에 필수 아미노산도 많이 함유하고 있어 최고 중 최고의 육류라고 할 수 있습니다. 하지만 봄에는 지방이 상대적으로 녹기 쉬워 겨울에 먹는 것을 추천합니다.

카르니틴 효과로 지방을 태운다

양고기의 지방은 대부분 불포화 지방산입니다. 불포화 지방산은 콜레스테롤 수치를 낮춰 주는 것 외에 지방세포 증가를 억제하고 당이나 지질의 대사를 촉진하는 기능을 합니다. 또 지방 연소를 촉진하는 L－카르니틴(아미노산의 일종)이 풍부해 효율적으로 지방을 태울 수 있습니다.

양고기는 다이어트에도 최고입니다. 정기적으로 양고기를 먹으면 살이 잘 안 찌는 몸을 얻을 수 있습니다. 에너지를 만드는 효능도 뛰어나 힘을 내야 할 때도 최적입니다.

쉽게 피로해지는 사람에게 전하는 마음의 에너지 음료
....
영양도 풍부하고 지방도 태워 주는 양고기를 먹읍시다!
....

수면법

식사법

생활 습관

일하는 법

스트레스 케어

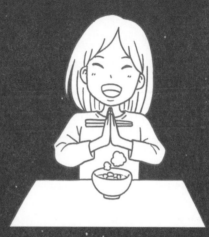

재첩국 먹으면
피로를 모른다!

오르니틴으로 지구력 향상

숙취 해소에 효과가 있다고 알려진 재첩국. 재첩국의 주요 재료인 재첩(작은 조개)에는 간의 활동을 도와 피로회복에 기여하는 오르니틴(아미노산의 일종)이 풍부합니다. 오르티닌의 함유량은 조개 중에서도 재첩에 특히나 많은 것으로 밝혀진 바 있습니다. 과음했을 때는 물론, 평소에도 오르니틴으로 간 기능을 강화해서 지치지 않는 체질을 만듭시다.

또 재첩은 붓기를 예방하고 해독작용을 활발하게 하며, 이외에도 타우린, 비타민 B군, 철분, 칼슘, 아연 등의 영양소도 함유하고 있습니다.

간편한 영양제를 활용해 보시길

아침이나 저녁 식사 때 재첩국을 먹으면 하루 종일 높은 지구력을 유지할 수 있습니다. 이때 재첩의 살 부분에도 영양분이 있으니 함께 섭취하면 좋습니다. 또 오르니틴을 효율적으로 섭취할 수 있는 보충제를 활용하는 것도 좋습니다.

재첩의 성분은 천연 성분이기 때문에 몸에 부담을 주지 않고 스태미나를 높여 주는 것이 매력입니다. 부디 재첩국 섭취를 습관화해서 건강한 나날을 보내시기 바랍니다.

쉽게 피로해지는 사람에게 전하는 마음의 에너지 음료

피로에 좋은 보충제 = 오르니틴, EPA, DHA, 철분

날씬한 사람은
다들 하고 있었네 ♪
녹차 커피
다이어트

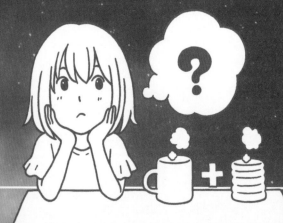

최고의 다이어트 음료를 가르쳐 드립니다

제가 권장하고 있는 다이어트 방법 중에는 '녹차 커피 다이어트'라는 것이 있습니다. 커피에 들어 있는 클로로겐과 녹차의 카테킨은 각각 체중을 감량해 주는 효능을 갖고 있습니다. 이 두 성분이 섞이면 지방 연소 효과가 높아집니다.

또 커피와 녹차를 동시에 마시면 녹차 속의 테아닌이 카페인의 흥분과 긴장감을 완화해 주므로 부교감신경이 활성화됩니다. 카테킨의 에피갈로카테킨 갈레이트라는 성분은 소장에서 당질의 흡수를 억제하고 혈당치의 급격한 변동도 막아 줍니다.

1:1로 섞으면 상쾌한 맛

마시는 빈도는 한 번에 한 잔, 하루 3잔이 적당합니다. 녹차와 커피 비율은 1:1로 하시면 됩니다.

우유를 넣으면 커피의 체중감량 성분인 클로로겐 흡수율이 떨어지니 가능하면 블랙을 권합니다.

힘든 식단조절이나 격렬한 운동을 하지 않고 녹차 커피를 하루 3잔 마시는 것만으로도 많은 환자분들이 다이어트에 성공하고 있습니다. 아주 간편하니 한 번 시도해 보십시오.

쉽게 피로해지는 사람에게 전하는 마음의 에너지 음료
··
저도 이 방법으로 25kg나 뺐습니다
··

봄 – 여름엔 오이,
가을 – 겨울엔 사과를

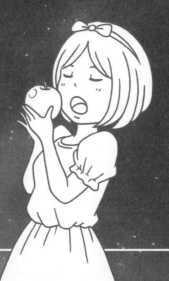

의식동원! 음식과 몸의 밀접한 관계

의식동원(医食同源)이라는 말을 아십니까? 중국 사상을 토대로 한 사자성어로, 규칙적이며 올바르고 맛있는 식사는 생명을 지탱하게 해 주고 건강을 지키는 데 필수불가결하다는 뜻입니다. 당연한 것 같지만 실제로 식사는 인간에게 매우 중요한 것입니다.

식사는 계절도 잘 고려해야 합니다. 제철 식재료는 맛이 좋을 뿐만 아니라 건강 효과도 기대할 수 있습니다. 더운 계절에 수확하는 식재료는 몸을 차갑게 식혀 주고, 추운 겨울에 거두는 식재료는 몸을 따뜻하게 해 주는 효과가 있습니다. 이렇듯 음식물과 우리 몸 사이에는 놀라운 자연의 이치가 내포되어 있습니다.

봄-여름, 가을-겨울에 추천할 만한 음식은?

자연계의 음식물은 양성식품과 음성식품으로 나눌 수 있습니다. 양성식품은 추운 계절의 땅에서 채취한 것으로, 몸을 따뜻하게 해 주는 작용이 있고, 음성식품은 더운 계절의 땅에서 채취한 식자재로서 몸을 식혀 주는 작용을 합니다.

따라서 제철 식자재를 먹는 것이 중요합니다. 가을-겨울에는 우엉, 토란 등 뿌리채소와, 사과, 포도 등의 과일이나 발효식품을 권합니다. 봄-여름에는 오이, 토마토, 바나나, 망고, 해조류 등 음성식품이 좋습니다.

쉽게 피로해지는 사람에게 전하는 마음의 에너지 음료
···
서양 의학도 동양 의학을 받아들이는 것이 요즘의 상식
···

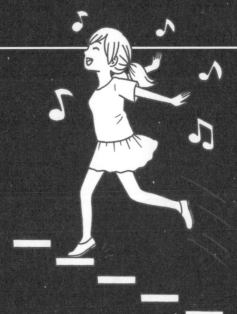

15

계단 오르내리는데
숨이 차면
'대추야자 먹기'

클레오파트라도 먹은 대추야자 열매의 피로회복 효과!

어지럽고 우울하다, 계단에서 휘청거린다. 혹시 본인의 이야기처럼 들리시나요? 이런 고민이 있는 사람은 철분 부족일 가능성이 있습니다. 특히 여성은 철분 부족의 위험도가 높으므로 매일 철분을 보충하는 데 신경을 써야 합니다. 그래서 추천하는 것이 대추야자 열매입니다. 마른 대추야자 열매 100g에는 0.8g의 철분이 들어 있습니다. 대추야자 열매에는 미네랄, 비타민, 아연 등도 풍부해 고대 이집트의 여왕 클레오파트라도 좋아했던 음식으로 알려져 있습니다.

철분 부족을 해소하려면 지속적으로 철분을 공급해주어야 합니다.

엽산도 들어 있는 대추야자 열매

대추야자 열매에는 철분 외에도 피부 재생이나 혈류 촉진 효과가 있는 엽산이 블루베리의 4배나 들어 있습니다. 엽산 부족도 빈혈의 원인이 되기 때문에 철분과 엽산을 함께 섭취할 수 있는 대추야자 열매는 빈혈에 최고입니다. 한편 임산부에게도 철은 필수적으로 섭취하여야 할 성분이므로 수시로 먹도록 합시다.

대추야자 열매는 에너지원이 되기 때문에 일하는 중 피로 회복에도 좋습니다. 시장기가 들거나 머리가 피곤할 때 몇 알 정도만 먹어도 몸이 편해질 것입니다. 과다 섭취는 자제하는 것이 좋습니다.

쉽게 피로해지는 사람에게 전하는 마음의 에너지 음료
· ·
피로의 원인이 빈혈일 수도!?
· ·

2줄 줄여야 합니다

'빈혈은 여성의 적!
철분 부족하지 않으세요?'

생리를 하는 여성 중 5분의 1이 만성 빈혈에 시달린다고 합니다. 생리에 의한 출혈이나 다이어트, 편식 등이 혈액 중 적혈구 부족을 초래해 빈혈을 일으킵니다. 적혈구는 혈액을 통해 세포에 산소를 공급하기 때문에 피가 부족하면 약간의 계단을 오르내리는데도 심장이 심하게 뛰거나 숨이 헐떡거리며 권 태감, 식욕 부진 등의 증상을 느끼게 됩니다. 철분이나 비타민이 부족하면 몸의 신진대사도 저하됩니다.

웬만해서는 살이 잘 빠지지 않는 사람도 철분을 적극적으로 섭취해야 합니다. 헤모글로빈 수치가 정상일지라도 몸에 축적된 철이 줄어들어 빈혈 후보군이 될 가능성도 있습니다. 자각이 없는 경우도 많으니 반드시 체크 리스트로 확인해 봅시다.

부족한
여성 급증!

철분 부족 체크 리스트

- ☐ 아래 눈꺼풀 안쪽이 하얗다.
- ☐ 안색이 안 좋다.
- ☐ 손톱이 하얗다.
- ☐ 계단 몇 개 오르내렸는데 가슴이 뛰거나 헉헉댄다.
- ☐ 피부나 머릿결이 건조하고 거칠어진다.
- ☐ 쉽게 불안해진다.
- ☐ 항상 우울하다.
- ☐ 어쩐지 몸이 나른하다.
- ☐ 식욕이 없다.
- ☐ 만성적인 두통과 어깨 결림이 있다.
- ☐ 바로 기대고 싶어진다.
- ☐ 입에 염증이 쉽게 생긴다.
- ☐ 일어섰을 때 곧잘 현기증이 난다.
- ☐ 아침에 일어나기 힘들다.
- ☐ 아침을 거르는 경우가 많다.

3개 이상이면 요주의!
간이나 마른 멸치, 건포도 등을 적극적으로 먹읍시다.

커피나 홍차에도
시나몬을 넣으면
즉석 한방 음료로 변신

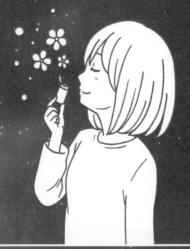

고대 여왕들도 사랑했던 시나몬의 미녀 효과

달콤한 향기가 매력적인 시나몬은 고대 이집트에서 향신료로 사랑 받았습니다. 중국에서도 옛날부터 다양한 한방약에 사용됐지요. 보통 자양강장제로 사용되었을 만큼 면역력 회복 효과가 있고, 장을 깨끗이 하는 세정작용을 합니다. 비타민 B1, B2가 풍부할 뿐 아니라 미백 효과에도 뛰어나다는 사실도 밝혀졌습니다.

또 혈액순환을 촉진시켜 여성 최대의 적 중 하나인 냉증 개선에 뛰어난 효과를 보이며, 대사를 높여 주고 전신의 건강과 아름다움을 가꿔 줍니다.

산초와 사프란 등 약으로도 사용되는 향신료

시나몬을 비롯해 이전부터 향신료로 활용되었던 식자재 중에는 약의 효능을 갖고 있는 것들이 있습니다. 일본에서 가장 오래된 향신료인 산초는 고추나 후추와 같은 매운 맛 성분을 갖고 있으며, 위장을 자극해 활성화시킵니다. 또 복부의 냉증이나 복통을 완화하는 작용을 합니다.

한방약으로 사용되어 온 사프란도 몸을 따스하게 덥혀 주는 효과와 함께 생리통 완화, 스트레스와 어혈(혈액이 제대로 순환하지 못하고 한 곳에 정체되어 있는 증세) 해소 효과가 있습니다. 다만 사프란은 유산이나 조산을 초래할 수 있으니 임부는 피하는 것이 좋습니다.

쉽게 피로해지는 사람에게 전하는 마음의 에너지 음료
천연 약효 성분을 가진 향신료를 활용합시다

붓기가
사라지는 마법의
'율무차'

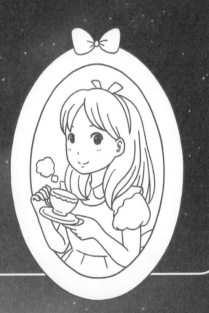

마시기는 간편, 효과는 최고. 율무차를 아시나요?

손쉽게 즐길 수 있는 율무차. 율무차는 볏과 곡물로, 한방약에도 등장하며 미용과 건강에 좋은 차입니다.

율무는 식이섬유가 풍부할 뿐만 아니라 수분이나 노폐물을 체외로 배출하는 이뇨작용을 합니다. 정기적으로 섭취하면 신진대사가 활발해져 붓기가 사라지고 피부 재생을 촉진하며 숙변제거에 도움을 줍니다.

또한 율무는 피부 결, 각질층, 모공 등의 상태를 개선해 주며 피부를 투명하게 해 줍니다. 피부 안쪽에서 작용하기 때문에 사마귀나 피부질환에 대해서도 치료가 빠르고 효과적입니다.

율무차가 혈전을 막는다

동양 의학에서는 체력이 좋고 혈액 순환이 활발하며 대사가 좋은 양성 체질과, 쉽게 피곤해지고 몸이 차며 대사가 나쁜 음성체질로 사람을 나눕니다.

율무차는 혈전(핏덩어리)를 억제하고 대사를 촉진하는 기능이 있습니다. 그래서 대사가 나쁘고 살찌기 쉬운 음성체질인 사람에게 특히 적합한 한방약으로 활용되고 있습니다. 자신이 이 체질에 해당된다고 생각하는 분들은 율무를 섭취하여 체질에 맞는지 시험해 보시기 바랍니다. 지속적으로 마시면 체질 개선으로 연결됩니다.

쉽게 피로해지는 사람에게 전하는 마음의 에너지 음료
쉽게 피곤해지는 사람일수록 지금 바로 율무차를!

수면법

식사법

생활 습관

일하는 법

스트레스 케어

제3부

18

씹는 여성은 아름답다.
'30회 게임'으로
다이어트

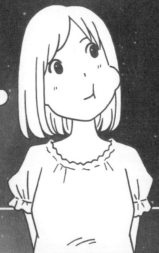

잘 씹는 것만으로 다이어트 & 뇌 활성화에 도움

어렸을 때 부모님이 곧잘 하셨던 말씀이 "꼭꼭 씹어 먹어라"였습니다. 부모님께서 해 주셨던 이 말씀은 어른이 됐을 때 더더욱 실천해야 할 가르침입니다. 최근의 연구에 따르면, 씹으면 그 자극이 뇌로 전해져 뇌의 다양한 기능을 활발하게 해 준다는 사실이 증명되었습니다.

다시 말해, 음식물을 씹는 저작활동은 뇌 속의 신경전달 물질인 세로토닌 분비를 촉진시키고 내장지방의 연소를 활성화시켜 마음에 안정감을 준다고 합니다. 또 뇌 속 신경전달물질인 히스타민이 분비되기 때문에 식욕을 없애 주는 포만중추가 자극을 받게 되면서 식욕이 억제되는 효과가 있습니다.

즐기면서 잘 씹는 요령

'잘 씹는다'는 기준은 한 번에 30회 정도 씹는 것입니다. 습관화하기에는 조금 어려울 수 있습니다.

추천해 드리고 싶은 것은 29회도 31회도 아닌 정확히 30회'로 정해 놓고 게임하듯 세면서 씹으면 실천하기 쉬워집니다. 그 외에 노래에 맞춰 씹는 방법도 있습니다. 어쨌든 핵심은 즐기면서 오래 씹는 습관을 들이는 것입니다.

쉽게 피로해지는 사람에게 전하는 마음의 에너지 음료

씹으면 씹을수록 건강해집니다.

다이어트의 강력한 우군,
생강으로
지방을 태운다

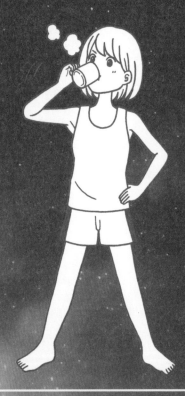

생강으로 간편한 다이어트를

'면역력을 높이고 몸을 따뜻하게 하는 효과'로 큰 붐을 일으켰던 생강. 생강은 예전부터 한방에서 많이 사용되었으며 인삼영양탕에도 쓰입니다. 생강을 가열할 때 생기는 쇼가올(shogaol – 매운 맛을 냄)이라는 성분이 체온과 혈류를 상승시켜 지방의 연소를 촉진합니다.

생강은 가열해서 먹는 것이 중요하기 때문에 요리에 넣어 먹으면 좋습니다. 전자레인지에서 생강을 뜨겁게 데운 뒤 잘게 갈아 홍차나 벌꿀 음료 등에 넣어 먹읍시다.

당신의 건강을 지켜주는 생강 파워

생약으로서의 생강은 자연 상태의 생강과, 찐 뒤 말린 생강(건강)으로 나뉩니다. 쪄서 말린 생강은 몸을 내부에서부터 덥혀 줘 위장을 튼튼하게 하며 변비, 설사, 위통 등을 완화하는 작용을 합니다. 기침에도 효과가 있고 해열 작용 역시 탁월합니다. 따라서 생강은 감기 치료에 최적인 식품입니다.

한편 천연 생강은 식욕 증진에도 도움을 주기 때문에 생강을 섭취하면 무더위의 식욕 부진을 해결할 수 있습니다. 천연 생강도 맛은 좋지만 가능하면 건조시키거나 데워서 쇼가올 효과를 최대한 끌어내는 것이 좋습니다.

쉽게 피로해지는 사람에게 전하는 마음의 에너지 음료
· ·
생강은 여성의 고민거리를 해결해 주는 구세주입니다
· ·

잠깐
쉬어가기

생강홍차는 어떨까요?

소소하지만 큰 행복을
느낄 수 있습니다.

PART

3

피로를 이겨내는 생활 습관

분명 푹 쉬었는데……
왠지 나른하고 몸이 안 움직일 때.
작은 습관 하나 바꿔 보십시오.
몸과 마음이 새롭게 태어납니다.

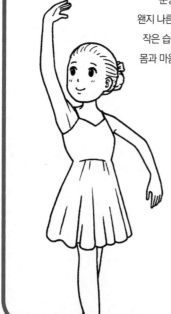

피로할 때 즉효 약.
입 꼬리 올리기!

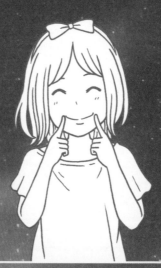

초콜릿 2000개와 맞먹는 쾌락 물질

미국의 심리학자 윌리엄 제임스는 "행복해서 웃는 것이 아니라, 웃으니까 행복하다"고 말했습니다. 이 말은 과학적으로도 증명됐습니다. 마음으로는 행복하다고 느끼지 않아도 입 꼬리를 올려 웃는 얼굴로 만들면 뇌가 '즐겁다'고 착각합니다. 그래서 힐링 호르몬인 세로토닌이나, 안도감을 가져다 주는 엔돌핀을 분비합니다.

그 결과 얻을 수 있는 행복감은 무려 초콜릿 2000개 분량에서 얻을 수 있는 효과에 해당한다고 합니다.

웃는 얼굴에 면역력도 향상

세로토닌 분비로 행복감을 느끼면 장내세균의 균형이 개선되고 면역력이 증가된다는 사실이 최근 연구에서 밝혀졌습니다.

요즘 '뇌장상관'이라는 말이 주목 받고 있는데요, 이는 뇌와 장이 서로 깊은 영향을 주고받는다는 말입니다. 뇌가 강한 스트레스를 받으면 장에 신호를 보내 장내세균의 균형이 붕괴되고 면역력이 떨어집니다. 이는 결과적으로 다양한 질병이 발생하는 원인이 됩니다. 항상 웃는 표정을 짓고 웃음이 떠나지 않도록 하는 것이 심신 건강을 유지하는데 아주 중요합니다.

쉽게 피로해지는 사람에게 전하는 마음의 에너지 음료
· ·
억지 웃음도 OK! 뇌를 속여 봅시다!
· ·

수면법

식사법

생활 습관

일하는 법

스트레스 케어

찌뿌둥한 기분을
씻어주는
등근육 펴기

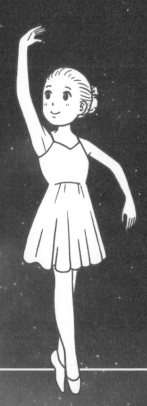

좋은 자세는 스트레스도 격퇴

미국 연구에 따르면 자세를 바르게 하면 자세가 나쁠 때에 비해 스트레스나 고통에 잘 견디게 된다고 합니다.

좋은 자세란 얼굴은 약간 위로 향하고 가슴을 펴고 있는 상태를 말합니다. 이런 자세를 지탱하려면 똑바로 설 수 있는 등, 허리, 엉덩이 근육인 '항중력근'을 키워야 하는데 이 항중력근을 키우는 운동에 필요한 것이 바로 행복 호르몬인 세로토닌입니다. 자세를 좋게 해서 항중력근을 자극하면 뇌에 다량의 세로토닌이 분비되고 스트레스를 받지 않는 몸이 만들어집니다.

복식호흡으로 평안하게

등근육을 펴고 복식호흡을 하면 세로토닌 분비가 늘어납니다. 복식호흡을 천천히 깊게 하면 자율신경이 밀집돼 있는 횡격막이 자극 받아 부교감신경이 활성화되기 때문입니다.

복식호흡을 어떻게 하는지 모르는 사람은(PART 1. 16 참조) 배 아래쪽이 호흡으로 인해 부풀었다가 쪼그라드는 장면을 떠올려 보십시오. 스트레스를 느끼거나 긴장되는 상황이 오면 등근육과 가슴을 쭉 펴고 천천히, 깊게 복식 호흡을 하십시오.

쉽게 피로해지는 사람에게 전하는 마음의 에너지 음료
· ·
'항중력근'은 말 그대로 중력에 대항하는 근육이다.
· ·

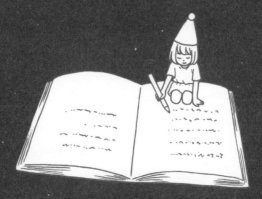

달력에 간단한
'나의 진료 카드'를
적기만 해도
피로가 줄어든다!

나만의 진료 카드를 만들자

나날의 피로와 불편함을 줄이고자 할 때는 '나만의 진료 카드'를 쓰는 것이 도움이 됩니다. 예를 들어 '저기압 때 머리가 아팠다', '파스타를 먹으면 다음날 몸이 나른 하더라', '커피를 너무 많이 마셔서 기분이 안 좋다', '와인을 마셨더니 현기증이 난다' 등 일상생활에서 겪는 작은 불편 사항들을 그날그날 적어서 리스트로 만들어 보는 것입니다.

쓰다 보면 놀랄 정도로 많은 기록이 나오게 됩니다. 진료카드 작성 습관을 들이면 의외로 새로운 것을 발견할 수 있을지도 모릅니다. '나만의 진료 카드'는 자기 몸을 알아가는 첫 걸음입니다.

데이터를 모으면 몸이 불편했던 이유를 알게 된다

앞서 나열한 일상생활의 작은 불편함은 별로 신경 쓰지 않거나 금방 잊혀지는 것들입니다.

하지만 그런 몸의 불편함이 발생할 때마다 기록해 두면 자신의 체질에 맞지 않는 환경이나 생활습관, 음식 · 음료가 무엇인지 명확히 드러납니다.

이렇게 자신의 몸을 알아가다 보면 '내일은 기압이 내려갈 것 같으니 오늘은 물을 적게 마시자.'(기압의 변화로 뇌압이 증가하여 두통이 발생할 수 있기 때문이라는) 식으로 미리미리 피로와 스트레스를 피해가는 삶을 살 수 있게 됩니다.

쉽게 피로해지는 사람에게 전하는 마음의 에너지 음료
· ·
자신의 몸을 아는 것이 쾌적함으로 가는 지름길
· ·

'사복의 제복화'로
매일 아침
골라야 하는
스트레스에서
해방

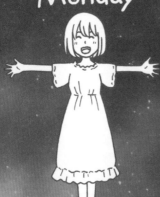

Monday

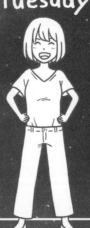

Tuesday

입을 옷을 미리 세팅해 두기

애플 창업자 스티브 잡스는 똑같은 티셔츠와 청바지를 많이 준비해 두고 매일같이 똑같은 옷들을 입어 화제가 됐었습니다. 그가 그렇게 옷을 입었던 것은 매일 아침 옷을 고르는 일 자체가 시간 낭비라는 발상에서 나온 것입니다.

실제로 정신 없이 바쁜 아침 시간에 그날 입을 옷을 골라야 한다는 것은 직장인에게 매우 부담입니다.

따라서 미리 몇 개의 패턴을 정해 놓고 옷을 돌려 입는다면 매일 옷을 골라야 하는 스트레스가 줄어들 것입니다.

스트레스는 바로 풀어 버리기

내일 아침 날씨를 미리 체크해 날씨와 기온에 맞는 옷을 전날 밤에 골라 두면 아침 출근길이 편해집니다. 어찌 보면 당연하지만 이런 자그마한 것들이 나날의 스트레스를 줄일 수 있습니다. 옷 외에도 '작지만 스트레스를 부르는 것들'을 생활 속에서 찾아내 개선하도록 합시다.

물건 정리나 가사 효율화 등 스트레스의 원인이 되는 것들을 스스로 컨트롤하는 것도 피로를 막을 수 있는 훌륭한 생활의 지혜입니다.

쉽게 피로해지는 사람에게 전하는 마음의 에너지 음료
....
조금만 머리를 쓰면 피곤하지 않는 생활을 할 수 있습니다
....

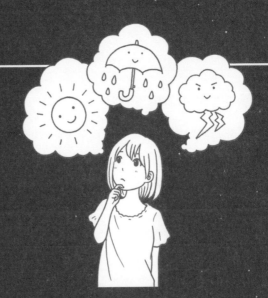

두통과 스트레스를
막는
'일기예보 체크 법'

두통과 우울함, 날씨 탓인지도

두통이나 컨디션 불량, 어쩐지 몸이 무겁고 개운치 못한 우울감 같은 것 등이 기압의 변화에서 온다는 것을 알고 계십니까?

'날씨통'이라 불리는 이 증상으로 일본에서는 10명 중 1명이 고생하고 있습니다. 지금까지는 거의 알려지지 않았기 때문에 '원인 불명의 컨디션 난조' 정도로 처리 되었습니다.

'날씨통'에는 적절한 대처법과 한방약이 있습니다. 이 책에서 소개하는 방법을 따르면 앞으로는 이런 증세를 겪고 있는 분들도 쾌적한 나날을 보낼 수 있습니다.

두통과 현기증을 예방하는 방법

그렇다면 과연 '날씨통'은 어떻게 대처해야 할까요? 먼저 자신의 상태를 기록하며 컨디션이 안 좋았던 날의 구체적인 증상을 적습니다. 스마트폰에도 컨디션을 기록할 수 있는 앱들이 출시되어 있으니 활용하시기 바랍니다.

기록함으로써 우리는 컨디션과 날씨의 상관관계를 알게 됩니다. '비 오는 날엔 두통이 심하다', '흐린 날엔 우울하다' 같은 식입니다. 미리 일기예보를 확인해서 증상이 나타날 것 같다는 생각이 들면 몸을 따뜻하게 하는 한방약을 먹거나 따뜻한 물로 샤워를 하는 등 적절히 대처합시다.

쉽게 피로해지는 사람에게 전하는 마음의 에너지 음료
....
'날씨통'의 메커니즘을 알면 더 이상 고통스럽지 않다.
....

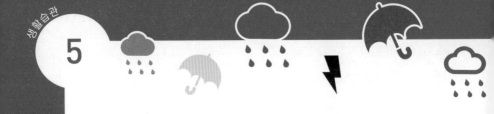

민감한 사람일수록 요주의!
'날씨통'엔 물과 염분 조절'

날씨 변화에 따른 두통, 붓기, 컨디션 저하, 우울증 등으로 고통 받는 사람이 일본에만 약 1000만 명 있다고 합니다.

'날씨통'은 급격한 기압 변화로 몸의 수분 조절 기능이 떨어져 체액의 순환이 정체되거나, 내이(귀의 가장 안쪽 부분)가 반응해 자율신경이 스트레스를 받기 때문에 발생합니다. 이로 인해 신체는 통증을 느끼거나 컨디션이 떨어집니다. 이런 증상을 가지신 분은 저기압 전날 몸을 따뜻하게 하고 물이나 염분의 과다 섭취를 자제해야 합니다. 또 운동을 하거나 오랜 시간 목욕을 해서 여분의 물을 배출하고, 물의 순환을 도와주는 식료품(율무차, 오이 절인 것, 콩류, 뿌리채소 삶은 것)을 적극 섭취하면 좋습니다.

이 두통……
날씨 탓인지도!

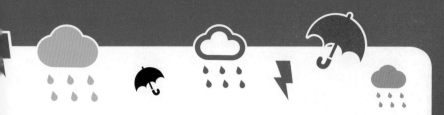

몸이 힘들 때 대처 법

추천할 만한 한방약

오령산(五苓散)
이뇨작용이 뛰어나고 몸 안에 남아 있는 불필요한 수분을 배출해 줍니다. 배를 따뜻하게 하면 '날씨통' 예방과 개선에 최적입니다.

육군자탕(六君子湯)
수분 대사를 개선해 주고 붓기와 나른함도 개선해 줍니다. 원기 회복에 좋고 마른 체격에 냉증이 있는 사람, 위장이 약한 사람에게도 좋습니다.

귀 속 마사지

양 귓불을 위아래, 옆쪽으로 5초씩 잡아당깁니다. 또 귓불을 당긴 채 빙글빙글 5회 돌려도 효과적입니다. 종이컵에 찐 수건을 넣고 귓불을 감싸듯 대는 것도 효과적입니다.

헬스장보다
청소가 효과적.
몸과 마음이
정리되는
'가사 트레이닝'

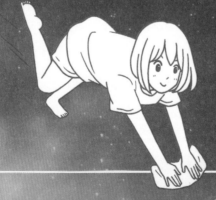

NEAT 다이어트 효과

NEAT(Non−Exercise Activity Thermogenesis)는 별도의 운동이 아닌 생활 활동으로 소비되는 에너지를 말하는데, 대사 증후군이나 당뇨병을 예방할 수 있다고 하여 화제가 되었습니다. 구체적으로는 생명을 유지하기 위해 필요한 기초대사나 일, 가사, 일상생활을 하는 동작들이 NEAT에 포함됩니다.

운동으로 소비하는 에너지는 0~5%인 반면, NEAT로 소비하는 에너지 양은 25~30%로 운동의 5~6배에 달합니다.

운동이 서투른 사람이나 바빠서 운동할 시간을 못 내는 사람들은 자주 몸을 움직이면 좋습니다.

만보계 앱으로 즐겁게 습관화하자

일상생활에서 하는 가사나 활동만으로도 건강해질 수 있고 다이어트 효과가 있다면 하지 않을 이유가 없지요. 이때 만보계 앱을 활용해 보십시오. 앱을 활용하면 가사 활동으로 어느 정도의 에너지를 소비했는지 눈으로 확인할 수 있고, 이는 다시 의욕을 북돋아 습관으로 지속할 수 있게 도와 줍니다.

계단 오르내리기, 쇼핑 등 좋아하는 가사나 생활습관을 찾아내 자주 움직이도록 합시다. 머리를 조금만 굴려도 쉽게 NEAT를 늘릴 수 있습니다.

쉽게 피로해지는 사람에게 전하는 마음의 에너지 음료
· ·
굳이 헬스장에서 힘 쓸 필요 없습니다.
· ·

수면법

식사법

생활 습관

일하는 법

스트레스케어

더 이상 지치지 않고 & 살 찌지 않는다
즐겁게 NEAT 활용하는 법

일상생활에서 NEAT를 늘릴 기회는 많이 있습니다. 세탁, 청소, 요리, 반려견 산책, 쓰레기 배출 등의 가사와 일, 아이 돌보기와 학교 보내기, 쇼핑, 계단 오르내리기 등이 쉽게 떠오릅니다.

생활 속에서 평소보다 조금씩만 더 움직여도 하루에 사용하는 전체 에너지 양은 늘어납니다. 퇴근길에 전철을 한 정거장 미리 내려서 걸어간다거나 엘리베이터 대신 계단을 이용하는 방법도 있습니다. 실천하기 쉬운 가사나 습관을 찾아봅시다.

집안일을 해도
체지방을
태울 수 있다!

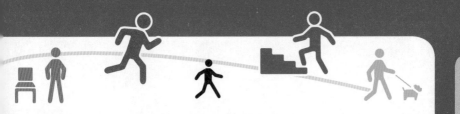

체지방을 태우는 NEAT 활용법

☐ 전철이나 버스에서 자리가 나도 앉지 않는다.

☐ 전철이나 버스에서 한 정거장 먼저 내려 걷는다.

☐ 엘리베이터는 타지 않고 계단을 이용한다.

☐ 직장에서 커피 타기나 복사는 스스로 직접 한다.

☐ 화장실은 계단을 이용하며, 다른 층에 있는 화장실로 간다.

☐ 점심은 일부러 먼 곳으로 가서 먹는다.

　(일이나 사생활에서도 할 일을 스스로 직접 처리하려고 노력한다.)

☐ 등을 펴고 양치질을 한다.

☐ TV는 누워서 보지 않는다.

☐ 밥은 잘 씹어 먹는다.

☐ 바닥은 청소기 대신 재래식 걸레로 닦는다.

☐ 리모컨을 사용하지 않고 스위치 앞까지 걸어간다.

☐ 반려동물과 산책하는 횟수를 늘린다.

헬스장보다
훨씬 효과적이라구요!

기미, 주름, 여드름이 생기면
신경 쓰지 말고,
거울도
보지 말자

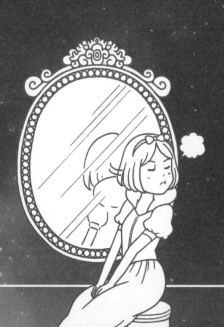

신경 쓰면 오히려 늘어난다

제 클리닉에는 거칠어진 피부나 기미 등으로 고민하는 환자분들이 곧잘 오십니다. 그럴 때마다 저는 그분들에게 "거울 보지 마세요"라고 조언합니다.

실제로 여드름과 기미에 신경 쓰면 쓸수록 스트레스가 쌓입니다. 그러면 스트레스 호르몬인 코르티졸이 분비돼 여드름이 더 늘어나는 악순환에 빠집니다. 피부가 걱정될수록 거울에서 가능한 멀어져야 합니다. 그래서 스트레스 호르몬이 분비되지 않도록 해야 합니다.

신경 안 쓰는 것이 안티에이징

신경을 너무 쓰면 악순환을 낳는다는 말은 노화 현상에도 적용됩니다. 시도 때도 없이 거울을 보며 "주름이 늘었네", "기미가 생겼네"라며 세고 있다가는 스트레스 때문에 더 늙어 버리고 맙니다. 그보다는 '나는 젊다, 예쁘다'는 자기 최면을 걸고 긍정적으로 살아야 합니다.

긍정적인 생각을 가지면 세로토닌과 도파민이 분비되고, 이는 곧 안티에이징으로 연결됩니다.

낙천적이고 긍정적인 기분으로 사는 것이 젊음과 아름다움을 유지하는 비결입니다.

쉽게 피로해지는 사람에게 전하는 마음의 에너지 음료
· ·
긍정적인 생각이 아름다움의 비결입니다.
· ·

최고의
미용 오일인

....

'호호바 오일'로

....

여성의
품격을 올린다

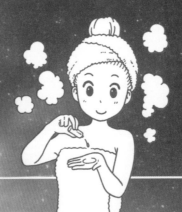

호호바 오일이 극찬 받는 이유

호호바 오일은 사막에서 서식하는 식물인 '호호바'의 종자를 원료로 하는 오일입니다. 보습력이 뛰어나며 다양한 미용 효과가 있어 인기가 끊이지 않고 있습니다.

각종 비타민과 필수 아미노산 등 풍부한 영양분과 더불어 '왁스 에스테르'라는 우수한 보습 성분을 함유하고 있습니다. 따라서 호호바 오일을 사용하면 피부 표면에 막을 형성해 윤기를 지속시켜 줍니다.

또한 피부 트러블 예방과 개선에도 효과가 있으며 이외에 머리에 영양과 습기를 보급해 자외선에 의한 손상을 막아 주는 등 여성에게 매우 유익한 오일입니다.

호호바 오일을 적절하게 사용하는 법

호호바 오일은 정제도가 낮은 골든 오일과 정제도가 높은 클리어 오일 두 종류가 있습니다.

골든 오일은 클리어 오일보다 영양가는 높지만 불순물이 남아 있는 경우가 있고 피부가 약한 사람에게는 부담이 되기도 합니다.

호호바 오일은 상하기 쉬우므로 개봉 후에는 빠른 시간 안에 사용해야 합니다. 또 섭씨 10도 아래 환경에서는 굳어 버리기 때문에 따뜻한 곳에 보관해야 합니다.

면역력이 떨어졌을 때는 피부 트러블이 발생할 수도 있으므로 주의해야 합니다.

쉽게 피로해지는 사람에게 전하는 마음의 에너지 음료
··
호호바의 힘으로 탱탱한 피부를!!
··

수면법

식사법

생활 습관

일하는 법

스트레스 케어

우울할 때는
'청. 미. 감 법칙'으로
스트레스 날리기

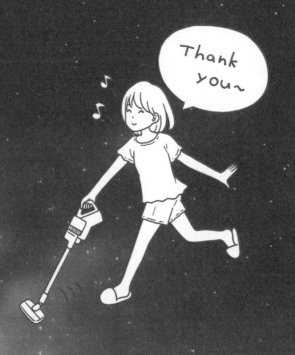

'청소, 미소, 감사'로 다 잘 풀린다

청. 미. 감 법칙은 '청소' '미소' '감사'에서 한 글자씩 딴 용어로, 이 3가지를 실천하는 사람에게 행복이 찾아온다는 말입니다.

모두가 싫어하는 청소를 솔선해서 하고, 항상 웃는 얼굴로 긍정적인 에너지를 발산하며, 사람들에게 감사하는 마음을 갖는 것. 저 역시 일상생활에서 청. 미. 감 법칙을 실천하고 있습니다.

우울할 때야말로 청미감 정신을 실천해 봅시다. 자연스럽게 부정적인 생각이 사라지고 긍정적인 기분을 갖게 될 것입니다.

마음을 닦으면 표정도 밝아 진다

청미감 법칙과 같이 마음을 갈고 닦으면 주변을 돌보게 되고 궁극적으로는 자기 자신에게 도움이 되는 법이라고 생각합니다.

제가 항상 환자에게 하는 3가지 말이 있습니다. 기품이 있을 것, 솔직할 것, 물건을 소중히 다룰 것 입니다. 정신적인 조언이라고 생각할 수도 있지만 사실은 이 3가지 말에 다이어트 효과가 있습니다. 세월아 네월아 하며 한없이 늘어지게 먹거나, 허겁지겁 급하게 먹는 등의 행동이 사라지고 마음도 평온해집니다.

실천한 사람들이 모두 아름다워집니다.

쉽게 피로해지는 사람에게 전하는 마음의 에너지 음료
· ·
마음이 무거울수록 웃으며 '고맙습니다' 인사를!
· ·

수면법

식사법

생활 습관

일하는 법

스트레스 케어

친근감을 주는
단어
'그럼, 또 만나요!'

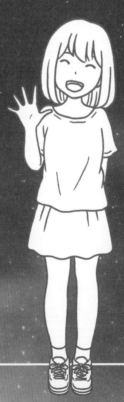

기분 좋게 거리 두기

저는 헤어질 때 "그럼, 또 만나요!"라는 말을 씁니다. 이 말은 현재 상황을 친근하게 마무리 할 수 있는 인사말입니다. 누구나 살다 보면 좋아하는 사람, 싫은 사람, 별로 얘기하고 싶지 않은 사람 등 다양한 종류의 사람과 만납니다. 그런데 이 인사말은 좋아하는 사람과 헤어질 때도 상쾌하게 사용할 수 있고, 대화를 그만두고 싶을 때도 부정적인 느낌을 주지 않으면서 좋은 분위기 속에서 끝낼 수 있는 표현법입니다. 끝이 좋으면 모든 게 좋습니다. 헤어질 때 인상이 좋으면 상대적으로 그 후의 인상도 좋아지는 법입니다.

반복해서 사용하면 호감도가 올라가

이 편리한 마법의 단어는 '그러면 그렇게 하시죠', '그럼 실례하겠습니다. 고맙습니다' 등에 붙여 사용하는 등 자유자재로 쓸 수 있습니다. "그럼, 또 만나요!"란 말에 '왜 이렇게 급하게 말을 끊지?'라고 불쾌해할 사람은 없을 것입니다.

저는 '대단하시네요', '엄청나네요', '센스가 있으시네요'란 말도 반복해서 자주 사용하고 마지막에 '그럼, 또 만나요!'란 말로 끝을 맺습니다. 대화를 능숙히 끝낼 줄 알면 마음이 편해집니다.

쉽게 피로해지는 사람에게 전하는 마음의 에너지 음료

'또 만나요'와 '대단하시네요' 등을 사용하면 거북한 사람과의 대화도 마음 편해집니다.

잠깐
쉬어가기

한숨이 나오면
심호흡으로
날려 버리세요.

PART

4

피로를 줄이며 일하는 법

너무 열심히 해서 이젠 지친다……
뇌가 피로한 탓일 수도!?
이럴 때 사무실에서도 할 수 있는
'상쾌함을 더하는 기술'을 공개합니다.

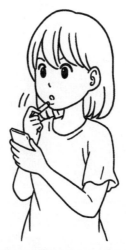

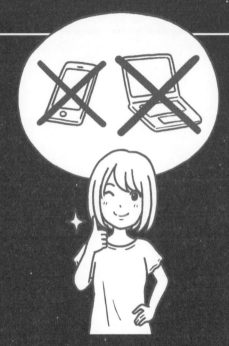

주말엔
'스마트폰 단식'으로
몸과 마음을
재충전

휴일에는 지친 뇌에 휴식을 주자

인터넷과 스마트폰에 빠져 사는 요즘, 우리들의 뇌는 매일매일 엄청난 양의 정보에 노출됩니다. 뇌는 정보가 들어오는 한 사고를 멈추지 않습니다. 다시 말해 스마트폰을 보는 동안 뇌는 계속해서 일을 하는 것이므로 우리의 뇌는 피로가 쌓이게 됩니다. 일이 없는 휴일에도 무심코 스마트폰을 장시간 보는 사람이 있는데 주말에는 '스마트폰 단식'에 들어가도록 합시다. 의식적으로 뇌를 쉬게 하는 것은 매우 중요한 일입니다.

현대인의 전두엽은 혹사당하고 있습니다

인간의 지각, 의사결정, 사고, 기억 등 우리의 고차원적 기능을 담당하는 것이 전두엽입니다. 그 전두엽이 지속적으로 혹사당하고 있습니다. 전두엽이 만성 피로 상태가 되면 판단력과 집중력 저하, 우울증 등 다양한 폐해가 발생하게 됩니다.

스마트폰 단식을 통한 디지털 디톡스(디지털 독소 제거)를 하면 전두엽을 의식적으로 쉬게 할 수 있습니다. 여력이 있다면 뇌 휴식 명상으로 전두엽에 있는 '전두전야'의 활동을 중지시켜 보시죠. 피로한 뇌가 더 많은 휴식을 취할 수 있을 것입니다. 전두전야는 창의력, 사고력, 기억력, 감정과 행동의 관리.조정력, 의사소통 능력 등을 관장하는 뇌의 사령탑이라고 할 수 있습니다.

쉽게 피로해지는 사람에게 전하는 마음의 에너지 음료
··
의식적으로 뇌를 쉬게 하여 만성 피로와 결별!
··

수면법

식사법

생활습관

일하는 법

스트레스케어

‘비교병’이
마음을 제일 아프게 한다.
인간 관계에 상하 없고,
세상에 O X없다

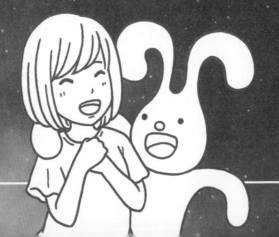

❶ 왜? 사장이나 말단이나 똑같이 대한다

저는 평소 위아래 따지지 않고 사람을 평등하게 대하려고 노력합니다. 저보다 나이가 많은 분을 만날 때도, 쓸데없이 겸손 떨려 하지 않고 대등하게 대합니다. 위축되지 않고 당당하게 대해야 상대방도 나에 대해 좋은 인상을 갖는 법입니다.

아랫사람이라서 거만하게 나가거나 막 대하게 되면 내가 먼저 스트레스를 받습니다. 사람을 만날 때 꼭 위계를 정해야 한다는 강박 관념에 빠지면, 결국은 스스로 인간관계를 피곤하게 만듭니다.

❷ 왜? 우월감을 과시하는 '마운팅'은 자신에게 그 영향이 돌아온다

'지위나 능력, 연봉 등을 따져 보니 나보다 위 혹은 아래다.'

이렇게 아무런 근거도 없이 자기 만의 기준으로 우선 순위를 정하는 것을 마운팅(mounting)이라고 합니다.

머릿속에서 자신을 기준으로 남을 평가하는 것이지만, 동시에 자신도 평가 대상이 되는 것입니다. 마운팅은 열등 콤플렉스가 있는 사람이 빠지기 쉬운 사고방식입니다. 열등감 때문에 '저 친구는 당해 낼 수 없어' 혹은 '저 녀석보다는 내가 낫지'라며 순위를 매기지 않고는 못 견디는 것입니다.

이런 사고방식에 빠지면 강박 관념을 갖게 돼 큰 스트레스를 받습니다. 순위 매기는 것을 그만두면 자신도, 인간관계도 편해집니다.

쉽게 피로해지는 사람에게 전하는 마음의 에너지 음료
. . . .
남을 판단하지 않는다. 자기 자신도 판단하지 않는다
. . . .

3

마음이
불안해지기 시작하면
'10초 바디 스캔'을

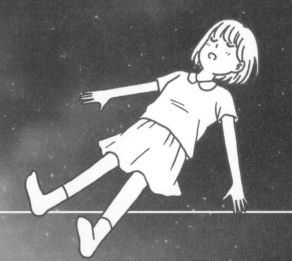

자신의 피곤함과 긴장을 인식한다

스트레스와 심신의 피로를 해소하는 방법 중 하나가 '마인드풀니스(뇌휴식)' 명상입니다. 그 중에서도 추천 드리고 싶은 것이 '바디 스캔 명상'입니다. '바디 스캔 명상'이란 자신의 몸에 의식을 집중함으로써 자신도 모르는 사이에 축적된 몸의 피곤한 부분을 체크하는 명상법입니다.

바쁜 사람일수록 특정 부위에 부하가 걸려 피로가 쌓이기 쉽습니다. 그런 피로나 긴장을 그냥 내버려 두면 건강에 문제가 생길 수도 있습니다. 정기적으로 바디 스캔을 해서 몸과 마음의 긴장을 풀어야 합니다.

 '마인드풀니스 이팅'도 추천

고민이 해결되지 않을 때 추천 드릴만 한 것으로 식사에 집중함으로써 쓸데없는 생각에서 벗어나는 마인드풀니스 이팅(mindfulness eating)' 입니다.

예를 들어 브로콜리를 먹을 때 한입 크기 브로콜리의 무게, 향미, 혀로 느끼는 식감, 강도, 식도를 지날 때의 느낌, 위장으로 넘어 갈 때의 감각 등 오감을 풀가동하며 식사를 합니다.

내가 먹은 음식이 어디로 어떻게 넘어가는지 느껴보라는 것입니다. 하염없이 반복되는 고민의 악순환에서 뇌와 마음을 해방시키는 방법입니다. 식사 속도가 느려지기 때문에 다이어트에도 효과적입니다.

쉽게 피로해지는 사람에게 전하는 마음의 에너지 음료
. . . .
짧은 명상을 잘 활용해서 마음을 해방시켜 보세요.

수면법

식사법

생활습관

일하는법

스트레스케어

3

지금 당장!
어디서나 할 수 있는 짧은 명상 '바디 스캔'

마인드풀니스란 의도적으로 '바로 지금'에 의식을 맞춰 불필요한 생각을 머리에서 배제함으로써 '뇌의 피로를 풀어주는 명상법'입니다. 미국 기업에서도 "너의 내면을 검색하라"라는 사내 연수 프로그램을 실시할 정도로 폭발적인 인기를 얻고 있습니다.

저는 그와 관련한 명상법으로 몸과 마음이 서로를 바라보게 만드는 '바디 스캔' 방법을 소개해 드리겠습니다.

눈을 감고 정수리, 눈썹, 눈, 어깨…… 이런 식으로 몸을 위쪽부터 아래쪽으로 차례대로 세세하게 스캔해 들어갑니다. 그러면서 힘이 들어간 곳이나 불편한 부위가 없는지 확인하는 것입니다. 위화감을 느끼거나 무거운 부분이 있다면 그곳은 평소에도 피곤해지기 쉬운 곳입니다. 의식적으로 관리해서 피로를 씻어내도록 합시다.

피로,
짜증이
사라진다!

자신을 직시하는 바디 스캔

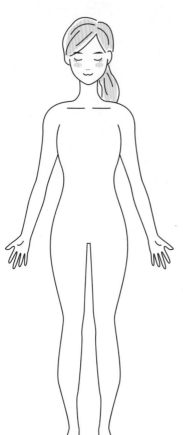

1. 다리를 어깨 넓이로 벌리고 편안한 상태로 선다. 혹은 의자에 앉는다.

2. 등을 펴고 편안하게 호흡하며 눈은 가볍게 감는다.

3. 정수리로 하늘의 신령한 빛이 들어온다고 상상한다.

4. 머리 부분을 스캔하고 피부와 머리카락의 감각을 느껴 본다.

5. 무겁거나 불쾌한 느낌이 들면 과도하게 긴장하고 있다는 증거. 상체를 서서히 숙이며 천천히 뱉어내는 식으로 호흡한다.

6. 같은 방법으로 눈, 코, 입 주변의 감각을 의식하며 스캔한다.

7. 이어 목, 어깨, 가슴, 등, 엉덩이, 다리와 전신 순으로 스캔하며 불편한 곳을 찾아낸다.

능력 있는
사람일수록
파란색 노트로
집중력 향상

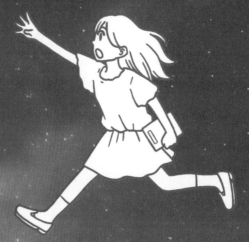

사무 용품은 세로토닌 효과가 있는 파란색으로.

색깔은 우리의 사고와 심리 및 행동에 지대한 영향을 미칩니다. 이는 색채 심리학에서도 증명된 바 있습니다.

특히 파란색은 신경 전달 물질인 세로토닌을 분비시켜 집중력을 높여주는 효과가 있다고 합니다. 따라서 업무 중에 눈이 자주 가는 사무 용품이나 데스크탑은 파란색 계열이 좋습니다.

반면 피해야 할 색상은 빨강입니다. 빨간색은 위험을 연상하게 해 불안감을 조성하고, 사람을 공격적으로 만드는 경향이 있습니다. 또한 흥분 작용을 하기도 하며 맥박과 혈압을 올려 집중력을 방해할 가능성도 있습니다.

 파란색 접시로 폭식 방지

세로토닌은 청색을 보면 분비되는데, 이 세로토닌이 식욕을 억제하는 작용을 합니다. 또 청색 자체가 자연계의 식자재에는 별로 없는 색깔이기 때문에 강력한 식욕 억제가 기대됩니다. 공복에 폭식을 할 것 같은 날에 청색 접시를 사용하면 세로토닌이 분비돼 과식을 억제해 줍니다. 이 외에도 황록색이나 보라색, 자홍색에도 식욕 감퇴 효과가 있습니다. 다만 이런 색의 접시를 쓰면 음식 맛까지 떨어질 수 있으니 접시 대신 식탁용 깔개의 색깔을 파란색으로 선택하는 것도 고려할 만합니다.

쉽게 피로해지는 사람에게 보내는 마음의 에너지 음료
. . . .
청색으로 뇌를 잘 조절합시다!
. . . .

눈이 피로하면
간편 마사지로
반짝반짝
맑은 눈을

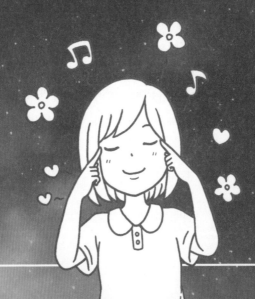

눈을 감고 상하좌우로 움직인다

현대인들은 컴퓨터나 스마트폰을 장시간 봐야 하는 환경 속에 살고 있어, 이는 필연적으로 만성적인 눈 피로를 유발하게 됩니다. 눈의 피로는 뇌에도 영향을 미쳐서 판단력, 사고력, 집중력을 떨어뜨립니다.

눈의 피로를 느끼면 눈을 감고 눈꺼풀 위를 가볍게 누르면서 안구를 상하좌우로 움직여 주십시오. 간단하면서도 단시간 내에 피로를 씻어 주는 마사지입니다. 눈의 피로가 풀리면 뇌의 부담도 줄어들므로 집중력 유지에 큰 도움이 됩니다. 장시간 작업을 할 때는 한 시간에 한 번 정도 이 마사지를 하면 좋습니다.

 섬모체근을 풀어주면 눈의 피로가 말끔히

눈에서 카메라의 렌즈 역할을 하는 것이 수정체입니다. 이 수정체의 두께를 조절해 눈의 초점을 맞추는 근육이 바로 섬모체근입니다. 그런데 스마트폰이나 컴퓨터 등을 장시간 보게 되면 섬모체근이 지치게 되고, 그 결과 근육이 딱딱해져 버립니다. 섬모체근이 딱딱해지면 초점이 맞지 않고 노안처럼 가까운 곳을 보기가 힘들어집니다.

앞에서 눈의 피로를 덜어 주는 마사지는 섬모체근을 풀어 주는 효과가 있으므로 디지털 기기의 화면을 장시간 본 뒤에는 정기적으로 이 마사지를 하는 것이 좋습니다. 눈의 피로가 줄어들면 당연히 작업 효율이 올라갑니다.

쉽게 피로해지는 사람에게 보내는 마음의 에너지 음료

눈의 피로를 줄이면 뇌에 미치는 부담도 줄어 든다.

'책상에서도 전철에서도
피로에 직효 ♪ 간편 마사지'

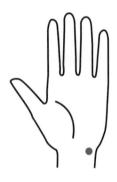

신문(神門)
정신적 긴장을 풀어 주고 초조함과 불안감을 진정시켜 주는 경혈.

위치: 손을 펴고 손목 안쪽과 새끼 손가락 아래 방향으로 가다가 손목의 약간 오목한 곳.

누르는 법: 엄지손가락을 신문에 대고 나머지 손가락으로 손목을 잡습니다. 조금 힘을 주면서 30회 정도 누릅니다.

합곡(合谷)
두통, 어깨 결림, 몸 전체의 컨디션 조절에 효과적인 경혈. 자율 신경을 가다듬는 효과도 있습니다.

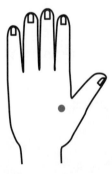

위치: 손등에 있는 엄지와 검지의 뼈가 교차하는 곳의 검지 쪽.

누르는 법: 반대쪽 손 엄지로 조금 아플 정도로 강하게 누릅니다. 양 손 모두 30회씩.

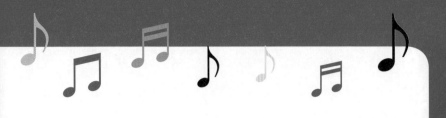

기점(飢点)

식욕을 억제하는 경혈. 식사 전에 누르면 장의 활동이 활발해집니다.

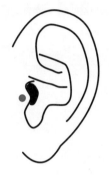

위치: 귓구멍 중간의 앞쪽에 있는, 조금 볼록한 곳의 아래에 있는 경혈.

누르는 법: 식사 15분 정도 전에 둘째 손가락으로 좌우 기점에 대고 1~2분 정도 누릅니다.

거료(巨髎)

팔자 주름에 좋은 경혈. 주름과 볼 처짐을 끌어올리는 데 효과가 있습니다.

위치: 눈동자 바로 아래로 그은 선과, 콧방울 가로로 그은 선이 교차하는 점.

누르는 법: 검지의 손가락 안쪽을 이용해서 가볍게 5초 누르고 천천히 뗍니다. 좌우 동시에 5번 반복합니다.

간사(間使)

체했거나 배가 아플 때 이곳을 누르면 장의 움직임이 활발해집니다.

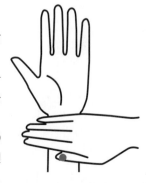

위치: 손바닥을 위로 향한 후 손목 안쪽 주름진 데에 손을 올려 놓았을 때, 엄지손가락 손톱 부분이 닿는 곳.

누르는 법: 엄지를 간사(손목 주름에서 안쪽으로 약9cm)에 대고 나머지 손가락으로 팔을 지탱하면서 2~3분씩 천천히 누르고 주무릅니다. 두 손목을 번갈아 합니다.

결정 장애가 있어
자꾸 주저할 땐
왼손으로
칫솔질을

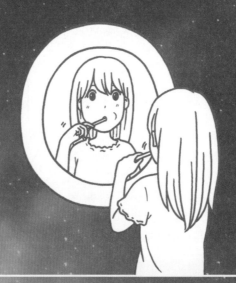

왼손 활용을 잘해서 오른쪽 뇌를 활성화시킨다

뇌는 좌우가 각기 다른 기능을 관장합니다. 좌뇌는 주로 언어 관련 정보를, 우뇌는 감정과 이미지를 중심으로 비언어 관련 정보를 처리합니다.

업무나 기획 문제로 일이 안 풀리거나 생각하다 지쳤다면 오른쪽 뇌에 자극을 줄 수 있는 왼손을 의식적으로 사용해 봅시다. 오른쪽 뇌가 활성화되어 새로운 아이디어가 도출될 확률이 높아집니다. 오른손잡이 프로야구 선수들도 훈련 때는 일부러 왼손을 씁니다.

왼손 칫솔질로 뇌와 신체 모두 상쾌

하지만 오른손잡이가 왼손으로 젓가락질을 하거나 글을 쓰는 것은 어렵습니다. 그래서 왼손을 많이 사용하는 방법으로 칫솔질을 추천합니다. 왼손 칫솔질은 오른손잡이에게도 그리 어렵지 않습니다. 회사에서 점심 식사 후 혹은 졸릴 때 왼손으로 칫솔질을 해 보시기 바랍니다.

책상에서 벗어나 몸을 움직이면 몸과 뇌가 재충전 되고 짧은 시간에 우뇌를 활성화 할 수 있습니다. 칫솔질을 마치고 책상으로 돌아올 때쯤 이미 새로운 아이디어가 떠올라 있지 않을까요?

쉽게 피로해지는 사람에게 전하는 마음의 에너지 음료
· ·
우뇌를 활성화하여 업무 효율을 향상 합시다.
· ·

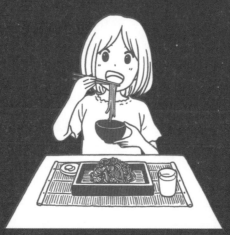

점심 때
메밀국수를 먹으면
졸리지 않는다

현명한 사람은 점심에 저혈당 식품을 선택한다

점심을 배불리 먹으면 회사로 돌아갈 때쯤 졸리기 시작합니다. 이는 식후 혈당치가 급격히 올라가 뇌에 혈액이 충분히 공급되지 않기 때문입니다.

혈당치 상승을 막는 효율적인 방법은 바로 저혈당 식품을 섭취하는 것입니다. 저혈당 지수란 식후 혈당치의 상승도를 나타내는 지표이며, 저혈당 지수의 식품이 건강에도 좋은 것으로 나타나 주목 받고 있습니다.

대표적인 저혈당 식품에는 메밀국수, 현미 그리고 콩으로 만든 식품 등이 있습니다. 아침을 건너뛰고 점심을 먹을 때도 혈당치의 급상승을 막아주는 메밀국수가 좋습니다.

에너지 음료는 요주의

정신없이 바빠서 아침은 물론 점심도 굶게 되면 단번에 에너지를 보충하고 싶어집니다. 이럴 때 에너지 음료를 마시는 사람이 많습니다. 실제로 에너지 음료를 마시면 혈당치가 빨리 증가하기 때문에 바로 머리가 맑아지고 에너지가 넘쳐흐르는 느낌을 받습니다.

하지만 혈당치가 급상승하면 몸은 혈당치를 낮추려고 인슐린을 대량 분비하며, 이 때문에 혈당치가 다시 급격히 떨어집니다. 따라서 에너지 음료를 마시기 전보다 더 피곤해 집니다. 그러므로 에너지 음료 대신 저혈당 식품을 섭취하여 자연스러운 영양 보충을 합시다.

쉽게 피로해지는 사람에게 전하는 마음의 에너지 음료
....
피로와 노화를 막으려면 급격한 혈당치 변동을 막아야 합니다
....

수면법

식사법

생활 습관

일하는 법

스트레스 케어

8

행복은
하루 한 건의
작은 변화에서!

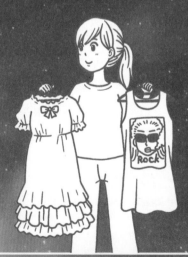

의욕을 높이는 호르몬 '도파민'

새로운 것에 도전할 때나 새 옷을 입고 있는 날은 왠지 가슴이 설렙니다. 뇌에서 신경전달물질인 도파민이 분비되기 때문입니다. 도파민은 뇌 속에서 의욕과 흥미를 일으키는 근원이며 행복감과 쾌감을 증폭시킵니다.

사람들이 도박에 빠져드는 것도 도파민 때문입니다. 그러나 도파민이 너무 부족하면 파킨슨병이 올 수 있다고 합니다.

도파민은 마음에 드는 것이나 좋아하는 것이라면 사소한 일에도 분비될 수 있습니다. 매일 아주 사소한 것이라도 좋으니 삶에 변화를 시도해 보십시오. 행복한 하루를 만날 수 있습니다.

게임 감각으로 매일 작은 변화를

예를 들면 평소보다 조금 먼 곳에 있는 새로운 식당을 찾아가 점심을 먹는다든지, 옷장 속의 옷들을 조합해 새로운 코디를 시도해 본다든지…… 좋아하는 일을 하루에 하나만이라도 해 보면 그 작은 변화에 도파민이 분비되고 행복감이 증가됩니다. 행복을 느끼면 표정과 분위기도 밝아져 눈이 반짝반짝 아름답게 빛납니다.

빛나는 눈동자와 만족으로 가득 찬 표정은 아름답고 매력적인 여성에게 매우 귀중한 보석입니다. 오늘부터라도 당장 해 보시죠.

쉽게 피로해지는 사람에게 전하는 마음의 에너지 음료
. . . .
작은 변화가 하루의 커다란 행복으로!
. . . .

운동이 부족한 사람은
이것만 해도 OK.
제자리에서 뛰기 20초

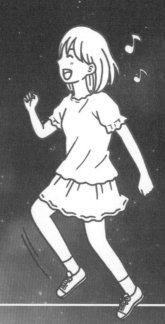

앉아만 있으면 피는 끈적끈적

사무실 근무자는 장시간 의자에 앉아 있는 경우가 많습니다. 장시간 앉아서 일만 하면 건강에 나쁜 영향을 미치고, 사망 위험까지 높일 수 있습니다.

사람은 서거나 걷기를 반복함으로써 전신의 근육이 활성화되고 혈액순환이 촉진되며, 세포의 신진대사가 활발해 집니다. 앉아만 있다가는 혈류와 대사가 정체돼 버립니다. 혈액이 끈적끈적해지면 협심증, 심근경색, 뇌경색, 당뇨병 등 여러 가지 무시무시한 병의 원인이 됩니다.

혈류를 높여 안티에이징

너무 오래 앉아있는 것은 노화를 앞당기는 원인이 되기도 합니다. 집에서 휴식을 취할 때나 장시간 사무실에 있을 때, 의식적으로 움직이고 의식적으로 걷는 시간을 늘립시다.

또 제자리 뛰기를 20초 정도 하면 온몸의 혈류가 단번에 촉진됩니다. 안티에이징을 위해서라도 집이건 회사건 기회가 있을 때마다 효율적으로 '혈류 업'을 해 봅시다. 뛰다가 들켜 민망할 때는 애교를 부리는 것이 꿀팁입니다.

이동할 때는 엘리베이터 대신 계단을 이용해서 몸과 다리 근육을 적극적으로 사용하는 것도 좋습니다.

쉽게 피로해지는 사람에게 전하는 마음의 에너지 음료
· ·
단 20초만에 온몸의 혈류가 촉진됩니다.
· ·

수면법

식사법

생활습관

일하는 법

스트레스 케어

간식은
카카오 함유량이
높은
초콜릿이
정답

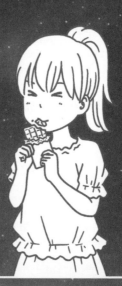

초콜릿은 여성들의 '베프'!!

초콜릿에는 안티에이징을 비롯해 다양한 건강·미용 효과가 있습니다. 즉 초콜릿은 여성의 베스트 프렌드입니다. 초콜릿의 원료인 카카오에는 항산화 작용을 하는 카카오 폴리페놀이 대량 함유되어 있어 피부세포 등 전신에 손상을 주는 활성산소의 기능을 억제합니다. 구체적인 효능으로는 혈압저하, 동맥경화예방, 미용효과, 뇌 활성화, 배변촉진 등이 있습니다. 카카오 폴리페놀의 하루 권장 소비량은 200~500mg이기 때문에 여러 번에 나눠서 적정량을 섭취하도록 합시다.

키워드는 카카오 함유량 '70% 이상'

최근에는 카카오 함유량이 70% 이상인 '하이 카카오 초콜릿'이 붐을 이루고 있습니다. 일반 밀크 초콜릿에 비해 당분이 적고 영양분이 풍부해 칼로리나 혈당치 측면에서도 건강에 좋습니다.

또 카카오 함유량이 높은 초콜릿은 혈관을 넓히고 혈액순환 촉진작용을 하는 테오브로민이 풍부하여 미용효과도 높은 것으로 알려져 있습니다.

다만 카카오 함유량이 높은 초콜릿도 너무 많이 섭취하면 비만과 노화의 원인이 되므로 주의가 필요합니다. 최근에는 저혈당 초콜릿 등도 판매되고 있으니 활용해 보시기 바랍니다.

쉽게 피로해지는 사람에게 전하는 마음의 에너지 음료

카카오 함유량이 높고 저혈당 초콜릿이 최고!

사교의 비법.
모두에게 사랑 받는
언어의 속삭임

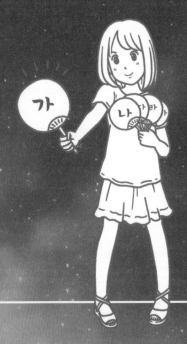

스트레스 없이 사람 사귀는 법

이야기가 길어지는 사람, 자기 이야기만 하는 사람, 마음이 안 맞아 대화가 어색한 사람. 그들의 페이스에 일일이 맞추다 보면 스트레스가 엄청 쌓입니다. 그런 사람과 대화할 때는 이런 표현을 자주 사용하면 좋습니다.

"참 대단합니다", "몰랐어요", "엄청나네요", "센스 있으시군요"

말 많은 사람은 인정받으려는 '욕구'가 강하기 때문에 칭찬해 주면 만족스러워합니다. 따라서 어색한 사람에게 '대단합니다' 같은 표현을 많이 쓰면 분위기 좋은 대화가 가능해집니다.

상대하기 어색한 사람은 '전문가' 라고 생각하자

저는 상대하기 어색한 사람을 애써 '전문가'라고 생각해 버립니다. 어떤 상대이건 전문가라고 생각하면 위대해 보이고, 뭔가 의미 있는 말을 하는 것처럼 보이기 때문입니다.

상대를 아래로 보게 되면 '시간만 낭비야! 내가 왜 저런 녀석을 상대해야 되지?' 같은 생각이 들기 마련입니다. 결국 자신에게 스트레스만 쌓입니다.

생각하기에 따라 즐거운 대화가 될 수도, 괴로운 시간이 될 수도 있습니다. 싫고 좋음을 판단하지 말고 어떤 상대건 경의를 갖고 대해 봅시다.

쉽게 피로해지는 사람에게 전하는 마음의 에너지 음료
∙∙
사람에 대한 호불호는 자신을 괴로움 속으로 몰아넣는 원인이다.
∙∙

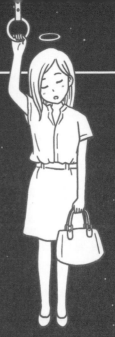

너무 힘들어
더 이상
못 견딜 것 같을 땐……

'시체놀이'를 하라

지각할 것 같은 아침에는 출근길 전철에서 '시체놀이'하기

저는 고민에서 헤어나지 못하는 사람에게 '죽었다고 생각해 보라'고 조언합니다. 예를 들어 아침 출근 전철에서 지각할 것 같을 때 연신 시계나 스마트폰을 보며 "시간에 맞출 수 있을까?" "큰일났네"라고 중얼중얼 고민하기보다는 눈을 딱 감고 '나는 죽었다'고 생각하라는 겁니다.

'나는 이제 이 세상에서 없어졌다'고 생각할 수 있다면 고민도 별것 아닌 것처럼 느껴질 겁니다. 고민해도 해결되지 않는 것을 아무리 붙잡고 고민해 봐야 소용없고 스트레스만 쌓입니다. 한번 시험해 보십시오.

때로는 '나와 상관없는 일'로 치부하는 것도 정답

'나는 죽었어'라고 생각하면 이상하게도 다음 순간부터 세상의 많은 것들이 객관적으로 보이기 시작합니다. 죽어 버리면 자신은 이 세상에 존재하지 않게 되는 셈이니 사람들이 자신을 어떻게 보든지 신경 쓰지 않게 되는 것입니다.

자신의 죽음을 상상하면 주관적으로 느꼈던 고민이나 문제에서 한발 물러나 마치 남의 일인 것처럼 문제를 볼 수 있게 됩니다. 그러면 놀라울 정도로 마음이 편해지고, 냉정하게 그 문제나 고민에 대처할 수 있게 됩니다. 매우 간단한 자기 객관화 방법입니다.

쉽게 피곤해지는 사람에게 전하는 마음의 에너지 음료
· ·
'죽은 척'하면 고민을 단번에 리셋할 수 있습니다
· ·

13

마음에
쏙 드는
립스틱
갖고 다니기

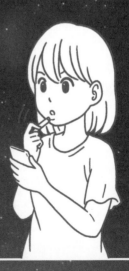

Tip
루틴은 자신의 기량이나 능력을 최대치로
끌어 올리기 위해 정신을 가다듬는 습관
적인 행동.

기분 전환용 스위치를 만들자

프레젠테이션이나 중요한 약속을 앞두고 긴장을 이겨내고 싶다면 마음에 드는 립스틱 바르는 습관을 들여 봅시다. 마음에 드는 색상의 립스틱을 바르면 조금 자신감이 붙는 것을 스스로 느낄 수 있을 겁니다.

그때 뇌 속에서는 도파민이 분비되기 때문에 사고방식이 긍정적으로 변하고 자신에게 격려를 보낼 수 있게 됩니다.

언제 어디서나 실천 가능합니다. 낙담했거나 마음이 내키지 않을 때 기분 전환용으로 립스틱을 발라 보십시오. 너무나 간단합니다.

운동선수의 루틴에도 사용되고 있습니다

이런 의식적인 기분 전환 방법은 운동선수들도 사용하고 있습니다. 예를 들어 어떤 야구 선수는 그라운드에 들어갈 때 반드시 왼발부터 내딛고, 어떤 선수는 타석에 들어와서는 반드시 허리를 굽히는 등의 자신만의 루틴을 하고 있습니다.

긴장에 따른 압박감을 떨쳐 버리고 집중 모드로 전환하기 위한 스위치로 사용하고 있는 것입니다.

기분을 전환시킬 수 있는 것이라면 뭐든지 좋습니다. 자신에게 가장 잘 맞는 방법을 찾아 시도해 보십시오.

쉽게 피로해지는 사람에게 보내는 마음의 에너지 음료
마음에 드는 립스틱으로 자신감과 강인함을 손에 넣읍시다.

마음으로
전해지는
명당자리
알아두기

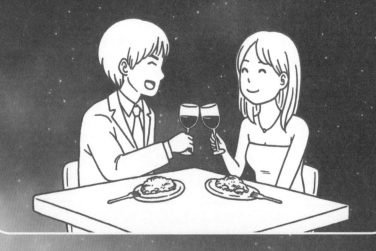

데이트 때도, 회의 때도 통하는 명당자리 고르는 법

심리학에서는 앉아 있는 위치가 상대의 심리에 큰 영향을 미친다고 말합니다. 예를 들어 진료실에서 저는 반드시 환자의 오른쪽에 앉습니다. 왼쪽에 앉으면 환자의 심장에서 가까운 곳에 앉게 돼 환자에게 불안감을 주기 때문입니다.

정면에 앉으면 상대가 적대감을 품을 수 있으니, 회의에서는 정면에 적이 아닌 '아군'을 앉혀야 합니다. 데이트 때는 정면에 앉기보다는 옆으로 나란히 앉을 수 있는 카운터 자리나 마음을 열기에 좋은 테이블 옆 45도 위치에, 또 여성이 남성의 왼쪽에 앉는 것이 베스트입니다.

 사과할 땐 오후 2시가 최적

'시간대'도 심리에 영향을 미칩니다. 예를 들어 오전 11시부터 12시까지는 배가 고파서 불안해지는 시간입니다. 그러니 상사에게 잘못된 것을 해명할 때는 이 시간대는 피하고 식사 후인 오후 2시를 노려 봅시다. 식후에는 부교감신경이 활성화돼 험악한 분위기를 피할 가능성이 큽니다.

부부간 심각한 대화도 오전 중에는 싸움으로 이어질 가능성이 크므로 피하는 게 현명합니다. 협상도 저녁에 하는 것이 성공률이 높습니다. 아무래도 저녁이 되면 피로가 쌓여 판단력이 둔해지기 때문에 훨씬 설득하기 쉬워진다고 합니다.

쉽게 피로해지는 사람에게 보내는 마음의 에너지 음료
·····································
심리학을 활용해서 사람들과의 교제를 부드럽게
·····································

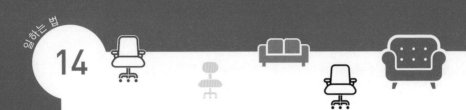

스트레스 없는
명당자리 고르기 가이드

상대와 정면으로 보고 앉으면 적대감을 갖기 쉬워지므로, 회의 때는 정면에 자기 편을 앉힙니다.

상대의 옆에 앉으면 안정감을 주기 때문에 데이트 등에서는 마주 보고 앉기보다는 카운터 자리에서 옆으로 나란히 앉으면 좋습니다. 왼쪽에 앉는 것을 추천합니다.

또 상대방과 서로 심장을 맞대고 45도 각도로 비스듬히 앉아도 안정감이 높아지기 때문에 식사를 할 때 테이블에서 90도 이내의 각도로 앉는 것이 좋습니다.

사과할 때도 정면에 마주 보고 앉으면 사태가 악화될 가능성이 있으니 상대의 왼쪽에서 말을 걸고 45도 측면에 자리 잡고 있는 것이 좋습니다. 위치를 의식하면 일이 부드럽게 풀립니다.

누구와도
친해질 수
있어!

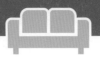

자리만 잘 잡아도 잘 풀린다!

SCENE 1

회의실

정면에 앉으면 적개심이 생기기 쉬우므로 정면에는 자기 편을 배치. 마음을 열기 쉬운 45도 각도로 비스듬하게, 그리고 상대의 왼편에 앉는 것이 정답.

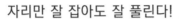

자기 편

테이블

자기 편

자신

자기 편

SCENE 2

레스토랑에서 데이트

옆으로 나란히 앉을 수 있는 카운터 자리라면 친밀감 상승. 데이트 때도 카운터 자리라면 상대의 왼쪽에 앉도록 합시다. 테이블이라면 45도 위치의 측면에 앉고 상대편 왼쪽이 좋습니다.

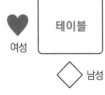

여성

테이블

남성

건강해지려고 너무 조급해하고
있지는 않습니까?
느긋하게 회복을 목표로
노력하면 기력은 서서히
솟아나기 마련입니다.

PART

5

피로를 이겨내는 스트레스 케어

죽어라 노력하면 할수록 허탈해지고 침울해질 때……
고민이 사라지고, 하루하루가 즐거워지는 스트레스 케어

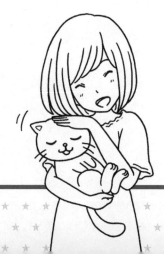

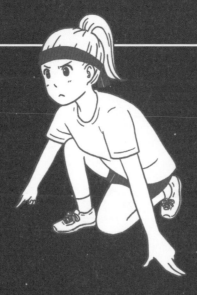

지나친 염려는
부정적인 생각만 불러.
고민될 때는
'닥치고 행동'

부정적인 생각은 행동으로 쫓아 버린다

종일 고민에 사로잡혀 있으면 생각이 부정적인 방향으로 상상이 흘러가기 마련입니다. 이런 악순환의 고리를 끊어내려면 생각을 중단하는 수밖에 없습니다. '닥치고 행동'하라는 것입니다.

아침이라면 이를 닦고, 세수를 하고, 밀려 있던 집안일을 하는 등 몸을 움직여야 합니다. 사고와 행동은 양립할 수 없기 때문에, 머리에 박혀있던 부정적인 사고가 새로운 생각을 하기 시작함으로써 낡은 생각이 밀려나게 됩니다.

 고민될 때는 담담하게 집안일을 할 것

해야 할 집안일의 목록을 적어 보고 중요한 것부터 위에서 차례대로 담담히 해결해 나가십시오. 세탁, 청소, 설거지 등 단순 작업을 하다 보면 자연스럽게 눈 앞의 일에 집중돼 부정적인 생각이 정지됩니다. 평소에 자신이 쉽게 집중할 수 있는 가사나 작업을 찾아내서 리스트를 만들어 두면 좋습니다.

오랜 시간 부정적인 생각을 계속하면 뇌는 물론 몸도 스트레스를 받아 지쳐 버립니다. 이를 막기 위해서라도 부정적인 생각의 악순환은 바로 끊어 버립시다.

쉽게 피곤해지는 사람에게 전하는 마음의 에너지 음료

· ·

고민되면 멍하니 있지 말고 몸을 움직입니다

· ·

불안이
계속될 때는
우주를 상상……

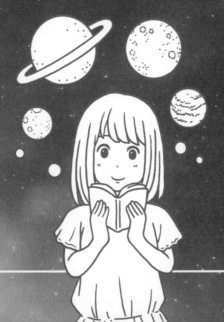

왜? 1 비일상적인 여행을 하면 걱정이 사라진다

저는 불안이나 고민에 빠지면 우주에 관한 책을 자주 읽습니다. 우주란 참으로 신비로운 존재입니다. '우주의 끝은 어디인가?', '빛보다 빠르게 확장되는 우주는 도대체 얼마나 넓단 말인가', '다른 별에도 생명체가 있을까?' 등 우주의 신비에 빠지면 끝이 없습니다.

그래서 우주와 관련된 책을 읽으면 부정적인 생각 따위 단번에 사라집니다.

만약 현실 세계의 고민에 빠져 있다면 멀리 떨어진 비일상적인 세계를 상상하며 현실에서 벗어나 보십시오.

왜? 2 관심을 다른 곳으로 전환해 주는 책을 읽는 것만으로도 OK

우주와 관련 된 책을 비롯해 흥미 있는 정보를 알려주는 책, 일상의 의문에 답해주는 가벼운 책들도 부정적 사고를 끊어버리는 데 최고입니다. 저도 고민될 때 기분 전환용으로 곧잘 사곤 합니다.

이런 책들은 다른 주제에 관심을 갖게 하거나 당신의 머리를 감동이나 놀라운 발견으로 채우게 해서, 부정적인 사고를 내쫓아 버립니다. 흥미 있는 책이 있다면 미리 집에 비치해 두는 것도 좋습니다.

쉽게 피로해지는 사람에게 전하는 마음의 에너지 음료
∙∙
현실 도피할 수 있는 책을 한 권 정도 사 둡시다.
∙∙

'좋아하는 것' 리스트를 만들어 진정한 나를 되찾자

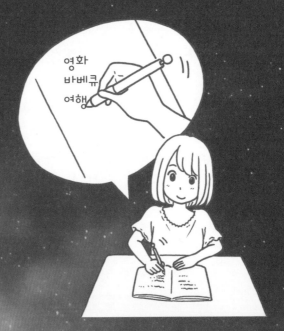

몰두할 수 있는 것을

'왠지 힘이 없네', '매일같이 똑같은 일 하느라 지겨워'

이럴 때는 '좋아하는 것 리스트'를 만들어서 순서대로 해 보시기 바랍니다. 당신이 엄청 좋아하고 몰두할 수 있는 것들을 골라 보십시오.

좋아하는 일에 몰두하면 뇌에서 의욕을 높이는 호르몬인 도파민이 분비돼 점점 더 성취감이나 활력을 얻게 됩니다. 리스트에 적은 것을 다 하게 되면 뇌가 플러스 모드로 전환돼 진정한 자기 자신으로 돌아오게 됩니다. 스마트폰 게임이나 네일 아트, 과자 만들기 등 부담 없이 할 수 있는 것들을 해보십시오.

의료 현장에서도 활용되는 도파민 효과

좋아하는 일 리스트는 고민 해소에도 효과적입니다. 좋아하는 일 리스트로 도파민 분비를 이끌어내는 방법은 실제 심신 질환자 치료에 활용되고 있습니다.

불규칙한 생활 습관이나 자율신경의 혼란은 도파민 분비를 저하시키므로, 힘이 나지 않을 때는 규칙적인 생활을 해 보세요. 고민해도 소용없는 것을 고민하는 것은 시간 낭비이며 쓸데없는 짓입니다. 부정적인 생각의 악순환을 끊고 스트레스가 쌓이지 않도록 사는 것이 인생을 살아가는 노하우입니다.

쉽게 피로해지는 사람에게 전하는 마음의 에너지 음료
· ·
우울할 때는 도파민 분비를!
· ·

4

고민을
싹 날려 버리는
'조금'
힘든 운동 30분

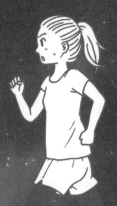

항우울증 약에 필적하는 효과

운동은 우울증을 예방하거나 개선하는데 효과가 있음이 연구를 통해 증명되고 있습니다.

운동을 하면 뇌의 안정에 깊이 관여하는 신경전달물질 세로토닌이 분비되기 때문입니다. '30분' 정도 조금 힘든 운동을 하면 한 알의 항우울제에 맞먹는 효과가 있다고 합니다.

지하철에서 한 정거장 미리 내려 30분 정도 빠른 걸음으로 걷는 것도 추천할 만합니다. 최근 유행하는 '한적한 곳에서 자전거 타기'는 비일상적인 공간에서 과감히 몸을 움직이는 것이어서 보다 높은 효과를 얻을 수 있습니다.

뇌의 피로에서 생기는 스트레스는 운동으로 사라진다

현대인은 몸은 움직이지 않고 두뇌만 사용하는 일이 무척 많습니다. 이런 생활은 뇌를 지치게 하고 스트레스를 가장 많이 줍니다. 반대로 몸은 지쳐도 정신이 맑으면 전혀 스트레스를 받지 않습니다. 그래서 가장 스트레스가 적은 직업이 농부라는 말도 있습니다.

일을 마치고 집에 돌아가는데 머리만 무겁고 꽉 찬 느낌이 든다면 운동을 통해 스트레스를 없애 버립시다. 자기 전에 하는 '야밤의 조깅'은 매우 좋은 스트레스 해소법입니다.

쉽게 피로해지는 사람에게 전하는 마음의 에너지 음료
· ·
밤에 잠깐 하는 운동으로 스트레스를 해소 합시다!
· ·

어깨 결림, 두통, 위통……
몸의 상태는
마음이 보내는
시그널

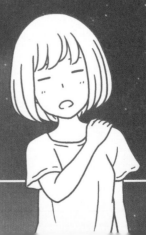

몸과 마음은 연결돼 있다

'병은 마음에서부터'란 말이 있듯이 동양의학에서는 정신적 고통이 몸의 불편함과 병으로 나타난다고 여깁니다. 흔히 하는 말로 "가슴이 두근거린다"거나 "대출금 때문에 머리가 아프다"는 말은 몸과 마음을 연결시킨 일반적인 표현들 입니다. 실제로 정신적 고민의 질과 내용에 따라 불편함이 나타나는 몸의 부위도 달라지게 됩니다.

예를 들어 스트레스가 쌓이면 눈꺼풀이 경련을 일으키거나 목이 잠긴 느낌이 들며, 목이나 어깨가 뭉치는 등 특정 부위에 증상이 나타납니다. 이는 몸이 보내는 중요한 SOS 메시지입니다.

집중 치료로 스트레스를 날려 보냅시다

동양의학에서는 늑골 아래쪽의 가슴 통증을 '흉협고만'이라고 합니다. 이 부분이 아픈 환자는 스트레스가 쌓였거나 정신적 불편함이 있을 것이라고 추정합니다. 그 외에 눈, 목, 어깨, 목구멍, 위, 배 등 몸의 어느 부위가 아픈가에 따라 정신적 불편함의 원인이 다를 수 있습니다.

몸의 불편함을 치유하면 그 원인이 됐던 스트레스와 정신적 피로를 씻어낼 수 있습니다.

다음 페이지에서 몸의 부위별 증상과 대처법을 소개합니다. 유사한 증상이 있으시면 시험해 보시기 바랍니다.

쉽게 피로해지는 사람에게 전하는 마음의 에너지 음료
....
몸이 보내는 SOS를 놓치지 마세요
....

수면법

식사법

생활 습관

일하는 법

스트레스 케어

몸이 보내는 구조 신호, 놓치고 있지는 않습니까?
부위별 스트레스 체크

목, 어깨 ⬜

증상: 목에서 어깨까지 뭉침.
대처법: 스트레스와 피로가 원인입니다. 근육과 혈관의 긴장을 완화시켜 주는 이소플라보노이드가 풍부한 칡탕이 효과적입니다. 칡 가루를 약 10배의 물에 녹이고 벌꿀이나 설탕 등을 조금 넣어 약한 불로 끓인 뒤 마십니다.

가슴 ⬜

증상: 가슴부터 겨드랑이까지 묵직하고 당김.
대처법: 스트레스가 쌓이거나 운동 부족으로 기의 흐름이 막혀 가슴 아래 늑골 쪽이 몹시 당기고 아픈 상태입니다. 운동을 통해 많이 움직여 주거나 노래방에서 큰 소리로 노래하는 등 자기 나름의 방법으로 스트레스를 발산합니다.

배 ⬜

증상: 하복부가 당기거나 팽만감이 있음.
대처법: 혈액순환이 안 좋습니다. 온탕과 냉탕을 오가는 '온냉 교대욕'으로 혈류를 촉진합니다. 39도 정도의 온탕에 20~30분간 반신욕, 또는 42도 전후의 물에 3분간 반신욕을 하고 손발에 냉수를 10초 정도 뿌립니다. 이것을 5회 반복합니다.

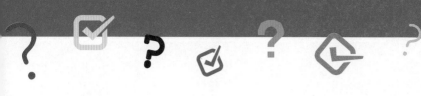

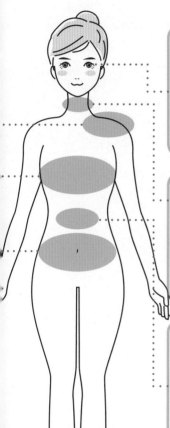

수면법

식사법

생활 습관

일하는 법

스트레스 케어

눈 ○

증상: 눈꺼풀 경련.

대처법: 스트레스나 피로가 쌓였을 때 혹은 피가 부족할 때 나타나기 쉬운 현상입니다. 피로가 쌓였을 때는 자스민차나 카모마일차, 아로마 오일 등이 기의 흐름을 촉진시켜 줍니다. 피가 부족할 때는 간, 시금치, 구기자 열매를 먹습니다.

인후(목구멍) ○

증상: 인후가 막힌 듯한 고통.

대처법: 피로나 스트레스로 기가 막힌 상태입니다. 자스민차, 카모마일차, 아로마 오일 등 순환을 도와주는 허브 계열 아이템을 섭취합니다. 몸과 마음을 편안하게 하는 것이 핵심입니다.

위 ○

증상: 가슴 아랫부분이 당기고 아픔, 위장의 정체 감.

대처법: 운동 부족, 수면 부족에 의한 위장 약화가 원인입니다. 낮잠 등을 활용해 하루 7시간 이상 자야 합니다. 소화에 좋은 채소나 배추 데친 것, 당근, 감자, 사과, 닭 가슴살, 흰 살 생선 등을 적극 섭취하세요.

POINT!

심하게 아플 때는 병원으로!!!

희소식!
수다가
여성을
스트레스에서 구한다

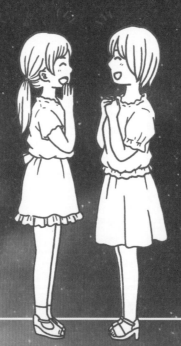

노래와 소리 내서 읽기도 어마어마한 효능이!

흔히 여성은 수다로 스트레스를 푼다고 하는데 그건 진실입니다. 여성의 뇌는 이야기를 듣고 공감하며, 그것을 살아가는 지혜로 머리에 저장합니다.

그리고 자신의 이야기를 상대가 공감해 주면 쾌감을 느낍니다. 따라서 수다로 공감을 주고받는 것은 여성의 삶에 꼭 필요한 행위인 동시에 기분 좋은 행위이기도 합니다.

다만 남성에게는 반대로 스트레스가 될 수도 있으니 조심해야 합니다. 여성의 경우 대화 상대가 없다면 노래를 부르거나 책을 소리 내서 읽으며 기분을 발산하는 것도 좋은 방법입니다.

멍하니 TV를 보는 남자의 비밀

가끔, 남자가 집에서 멍하니 TV를 보고 있을 때 말을 걸어도 대답이 없는 경우가 있죠? 이런 남자를 보면 화를 내는 여성도 있지만, 사실 멍하니 있는 것은 그가 엄청 편안하게 몸을 쉬고 있는 상태라는 사실을 말해 줍니다.

실제로는 TV를 집중해서 보지 않는, 무심의 상태이기도 합니다. 언어를 관장하는 좌뇌를 꺼 놓고 우뇌를 풀가동시켜 공간인지영역을 확보하려는 지식 재구축 작업을 벌이고 있는 것입니다. 즉, 머릿속을 정리하고 있다는 뜻입니다.

이는 마인드풀니스(마음 챙김) 명상 상태와 굉장히 가깝습니다. 그러니 불렀는데 대답을 하지 않더라도 화내지 마시기 바랍니다.

쉽게 피로해지는 사람에게 전하는 마음의 에너지 음료
···
남자와 여자의 뇌 차이를 알게 되면 부부 사이가 좋아진다.
···

터치의 마법!
만져지는 사람보다
만지는 사람이
행복해져요

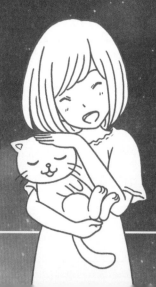

효과가 엄청난 옥시토신 터치

'옥시토신'이라는 힐링 호르몬을 알고 계십니까? 옥시토신은 가족이나 친구, 반려동물 등을 만질 때 분비되는 호르몬으로 행복감, 안정감을 주고 스트레스를 해소하는 작용을 합니다. 고통이나 치매 개선에도 효과가 입증되었으며 의료기관에서는 '터치 케어'라는 치료법으로도 활용하고 있습니다.

포옹이나 가벼운 접촉에도 분비되지만 '옥시토신 터치'의 경우 더 효과적입니다. '옥시토신 터치'를 하는 방법은 다음과 같습니다. 상대방 등에 두 손을 착 붙이고 서서히 큰 원을 그려가듯 천천히 만져 주는 것입니다.

 '타자공헌'이 행복의 열쇠

절대적 인기를 자랑하는 '아들러 심리학'에서는 '타인에게 도움을 주는 삶이 행복의 핵심'이라고 말하고 있습니다. 아무리 잘 풀리지 않는 삶이라도 자신이 타인의 삶에 도움이 되고 있음을 느끼면 행복할 수 있습니다.

'옥시토신 터치'도 '상대가 평안하기를 바라는' 마음으로 행하는 이타심의 행위이기 때문에 이러한 행위를 하고 있는 자신에게도 옥시토신이 분비돼 행복감과 평안함을 느낄 수 있게 됩니다.

가정이 있는 여성은 매일매일이 이타심의 연속입니다. 남편들은 부인에게 고맙다는 인사를 하는 것과 더불어 가족에게 좀 더 친절해야겠습니다.

쉽게 피로해지는 사람에게 전하는 마음의 에너지 음료
....
다른 사람에게 도움이 되는 것이 행복을 부르는 비결입니다.
....

기적의 껌 효과!

하루 한 번 껌을 씹으면
스트레스와 식욕이
사라진다.

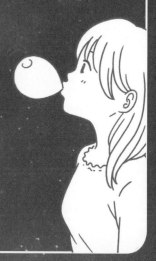

알고 보면 건강 식품! 껌의 놀라운 효능

껌을 씹으면 스트레스가 줄고 다이어트 효과를 볼 수 있습니다. 입안에는 뇌와 몸으로 연결되는 중요한 신경이 많이 지나고 있습니다.

그런데 껌을 씹으면 공포와 불안으로 연결되는 편도체 활동이 억제되는 반면 부교감신경은 활발하게 작용해 스트레스를 잘 느끼지 않게 됩니다.

또 식사 전에 껌을 씹으면 뇌에서 세로토닌이 분비돼 공복감이 완화됩니다. 여기에 히스타민도 분비되기 때문에 식욕억제 효과와 함께 피하지방 및 내장지방의 연소율이 향상되는 효과도 있습니다. 과식 방지와 스트레스 해소에도 최적입니다.

충치, 뇌경색, 입 건조, 당뇨병도 예방

침의 분비는 입안이 마르는 것을 방지하여 충치를 예방해 줍니다. 건강에 악영향을 미치는 구강 호흡을 막아 주는 효과도 있습니다. 타액 속에 있는 스트레스 호르몬인 코르티솔 분비도 줄어들어 스트레스가 완화됩니다.

어떤 실험에서는 호스 등으로 위에 직접 음식을 집어 넣어야 하는 상태의 고령 환자에게 껌을 씹게 했다고 합니다. 그러자 뇌의 '연합야(전두엽으로 모인 모든 정보를 처리하고 사고, 인식, 기억 등 종합적인 활동을 담당하는 대뇌피질)'부분이 활성화되어 치매 증상이 줄어들었습니다.

뇌경색과 당뇨병 예방, 금연 효과와 아토피 증상 완화 등 껌을 씹음으로써 얻을 수 있는 효능들이 입증되고 있습니다.

쉽게 피로해지는 사람에게 전하는 마음의 에너지 음료
· ·
껌을 씹어 건강과 아름다움을 얻읍시다
· ·

고민이
단번에 해소되는
'싫은 일 리스트'.

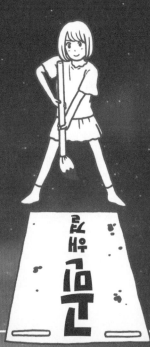

비법은 굵은 펜으로 신나게 쓴 다음에 찢어 버릴 것

고민이나 부정적인 감정을 가지면 머릿속이 금방 그런 생각들로 가득 차 버립니다. 이럴 때는 회피하지 말고 머리에 떠오르는 짜증 나는 생각들을 그대로 종이에 써 보는 것을 추천합니다.

생각을 쓸 때는 짜증 나지만, 결국에는 스트레스를 발산하고 생각을 정리하는 데 도움을 줍니다.

손으로 글을 쓰는 데서 얻어지는 효과는 컴퓨터 타이핑으로는 얻지 못하는 것입니다. 가능하면 두꺼운 펜으로 힘차게 쓰는 것이 보다 효과적입니다. 다 쓴 다음에는 종이를 갈기갈기 찢어 버리면 마음이 완전 상쾌해집니다.

고민이란 게 의외로 많지 않습니다

고민은 생각하면 할수록 증폭되는 것입니다. 복잡하게 생각하다 보니 피해 망상에 빠져버리지만, 실은 사소한 일인 경우가 많습니다.

그러니 종이에 써서 정리하다 보면 의외로 별게 아니거나 생각보다 고민거리가 적다는 걸 알게 됩니다.

심리적 요인에 의해 나타나는 증상인 신경증이나 심신증을 치료 대상으로 하는 곳은 신경내과입니다. 신경내과에서는 환자가 불안해할 때 불안한 이유를 종이에 적게 하고 찢는 행위를 계속하는 식의 치료도 하고 있습니다. 시간도, 별다른 수고도 필요 없는 치료법입니다.

쉽게 피로해지는 사람에게 보내는 마음의 에너지 음료
. . . .
고민거리가 생기면 무조건 종이에 써서 찢는다
. . . .

피로와
스트레스에
좋은
허브의 비밀

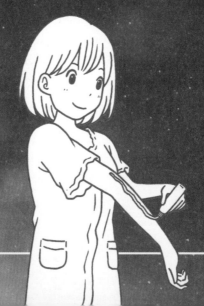

자율신경을 안정시키고 피로와 스트레스를 해소

허브에는 스트레스 해소와 마음을 안정시키는 효과가 있습니다. 허브 향을 맡으면 코 속 후각이 자극되어 우리의 감정과 기억을 주관하는 '대뇌변연계'와 '시상하부'에 냄새의 자극이 전달됩니다. 그러면 호르몬 분비, 감정과 자율신경의 안정 등에 크게 기여하게 됩니다.

허브 향이 폐로 흡수되면 세포에서 모세혈관으로, 그리고 혈류를 타고 온몸으로 허브의 약효가 퍼져 나갑니다. 허브 중에서도 스트레스 해소에 효과가 좋은 것은 카모마일, 레몬밤, 클로브(정향), 펜넬, 자스민 등입니다.(다음 장 참조)

 매일매일 습관처럼

냄새만 맡아도 스트레스가 해소되고 우울증이나 여성 특유의 고민을 풀어 주는 데 효과가 있는 허브. 허브에는 각각의 고유 효능이 있기 때문에 자신의 증상에 맞는 허브를 찾아 생활에서 멋지게 활용하시기 바랍니다.

허브 관련 상품은 많이 판매되고 있고 그 중에서 허브 차, 바디크림, 핸드크림 형태로 나온 것은 쉽게 구매 가능하며 매일 이용할 수 있습니다.

오일 타입의 제품은 마사지에 사용하는 것도 좋습니다. 최적의 허브를 각자의 취향대로 활용하시기 바랍니다.

쉽게 피곤해지는 사람에게 보내는 마음의 에너지 음료
· ·
효과적인 허브 사용으로 아름다움을 유지하시길······
· ·

수면법

식사법

생활 습관

일하는 법

스트레스 케어

'매일 즐기면서 실감하고 있습니다 ♪
허브의 행복 가득한 아로마 효과'

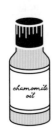

카모마일
국화과 허브로 사과 비슷한 부드러운 향기가 인기다. 예로부터 위장에 좋은 약으로 쓰이거나 땀이 나는 현상에 좋은 약초로 쓰였으며, 소염 약초로도 사랑을 받아 왔습니다. 부인병에도 효과가 높습니다. 스트레스 경감, 수면장애와 산후 우울증개선, 변비해소, 생리통 및 생리불순 완화, 미백효과 등 다양한 효능이 있습니다.

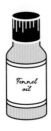

펜넬
다소 강한 향기가 특징인 미나리과의 다년초. 위장을 튼튼하게 하고 염증 제거, 소화 촉진, 악취 제거 등의 효능이 있습니다. 생약이나 한방약으로도 사용되고 있다.
흥분을 가라 앉히는 진정작용과 갱년기 장애 완화, 불면·불안 증세 개선에 효과가 있습니다.

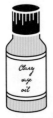

클라리 세이지
꿀풀과에 속하는 허브식물로 톡 쏘는 스파이시 한 향이 나며 달콤한 맛을 냅니다. 민간요법에서는 종자(씨)가 눈 질환에 효과 있는 것으로 알려졌습니다. 항우울 작용과 에스트로겐 자극 작용이 있으며 생리불순, 갱년기의 화끈거림에도 효과가 있습니다. 클라리 세이지 오일은 아로마 테라피에 많이 사용됩니다.

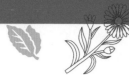

예전부터 사람들의 생활에 도움이 되어 온 허브.
심신이 피로할 때, 잠을 이루지 못할 때, 재충전을 하고 싶을 때 자연 성분 그대로의 힘으로 치유해 줍니다.
허브차와 허브크림 등으로 허브가 갖는 아로마 효과를 볼 수 있습니다. 하지만 허브를 정제한 기름 오일로
사용할 때에는 강한 자극 때문에 주의가 필요합니다.

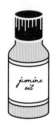

자스민

부드러운 꽃의 향기로 자스민차, 자스민 향, 아로마 오일 등으
로 많이 사용되는 허브입니다. 오키나와의 산핀차도 자스민을
사용하고 있습니다. 스트레스 완화, 항우울 작용을 합니다. 인
기가 좋아 다양한 제품에 사용되고 있습니다.

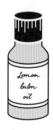

레몬밤

꿀풀과의 허브로, 상큼한 감귤 향이 납니다. 불안장애, 수면장
애, 갱년기 여성 수면장애를 개선해 줍니다. 만성 기관지염과
열, 두통, 우울증에 효과가 있습니다. 마른 꽃은 허브티, 생 잎
은 요리에 사용하기도 합니다.

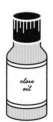

클로브(Clove정향)

위장을 튼튼하게 해 주고 생약 및 한방약에 모두 사용하고 있습
니다. 고기 요리 양념으로도 인기가 있으며 바닐라 같은 향이 납
니다. 항우울 작용을 하고 오일에는 살균·방부 기능이 있습니다.
약한 마취·진통 작용도 하며 치통의 진통제로도 사용됩니다.

한방 강좌 1교시

요즘 병원에서는 서양 의학은 물론 동양 의학의 장점도 받아들여 진료에 활용하고 있습니다. 한방에서는 각각의 체질을 규명하고 몸과 마음 양쪽에서 접근해 불편한 부분이나 질병의 치료에 나선다는 점이 큰 매력입니다.

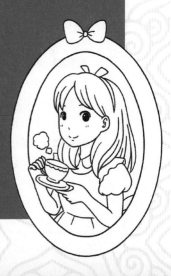

당신은 어떤 타입?
4가지 유형 진단

1 어혈 瘀血

체 크 몸의 혈액 순환이 제대로 되지 못하고 한 곳에 정체되어 있는 증상.
혀의 뒤쪽 정맥이 푸르고 부어 있다.

증 상 멍, 기미, 다크 서클, 여드름, 멍울이 잘 생긴다.

대처법 혈액 순환을 원활히 해야 합니다. 운동이나 스트레칭 등으로 몸을 움직이
는 습관을 들이도록 합니다. 같은 자세를 장시간 유지하지 않도록 합니다.
피 순환을 돕는 음식은 양파, 마늘, 자몽 등을 추천합니다.

2 혈허 血虛

체 크 체내에 피가 부족해 생긴 증상으로 혀를 내밀었을 때 조금씩 떨림이 있고,
혀 색깔이 옅음.

증 상 피부와 머리카락 및 손톱에 윤기가 없고, 안색이 나쁘다. 마른 편에 속하며
눈이 침침하고, 잠을 잘 못 잔다. 빈혈도 있다.

대처법 영양이 부족한 타입이어서 무리한 다이어트나 편식을 피하고 규칙적인 생
활 리듬을 찾아야 합니다. 피를 보충해 주는 음식으로 간, 시금치 등이 있
습니다.

한방에서는 우리 몸을 움직이는 요소를 기(氣), 혈(血), 수(水)로 나눠 생각합니다. 기는 에너지, 혈은 혈액, 수는 체액을 말하는 것으로, 이들이 몸 안을 정상적으로 순환함으로써 건강이 유지되는 것입니다. 이들 중 하나가 부족하거나, 흐름이 정체되면 우리 몸이 아프게 됩니다. 이런 흐름을 근간으로 체질을 유형별로 나눈 것이 어혈, 혈허, 수체, 기체의 4가지입니다.

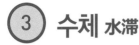

③ 수체 水滯

체 크   한방에서 체내의 물이 한쪽으로 쏠린 병. 부종·현기증·갑자기 일어섰을 때의 현기증·오줌량 감소 등이 보인다 한방에서 체내의 물이 한쪽으로 쏠린 병. 부종·현기증·갑자기 일어섰을 때의 현기증·오줌량 감소 등이 보인다 체내의 물 흐름이 원활하지 못하여 한 쪽으로 몰리는 체질. 혀 주변에 이빨 자국이 남는다.

증 상   머리와 몸이 무겁고 붓는다. 설사나 무른 변, 여드름, 뾰루지, 비만, 땀을 잘 흘린다. 추위를 잘 탄다.

대처법   폭음·폭식을 피하고, 기름지거나 자극적인 음식은 되도록이면 피해야 합니다. 술·담배를 즐기는 사람은 아예 끊거나 불가능하다면 양을 조절해야 하며, 가벼운 운동으로 땀을 빼서 여분의 수분과 노폐물을 배출합시다.

④ 기체 氣滯

체 크   체내의 기 운행이 순조롭지 못하여 어느 한곳이 정체되거나 막히는 병리 현상으로 곧잘 한숨을 쉰다.

증 상   초조해하고, 화를 잘 내고, 우울증이 있고, 트림을 잘 하며, 방귀를 잘 뀌고, 헛배가 부르다(변이 없음에도 대변을 계속 보려 한다). 가슴과 목이 답답하고 막히며 숨쉬기 힘들다.

대처법   자스민차, 카모마일차, 아로마 오일 등 향기가 잘 나는 것을 섭취하면 편안해집니다.

도움이 되는
한방약 베스트 7!

*체질에 따라 차이가 있을 수도 있습니다.

① 인삼 영양탕

증상 안색이 나쁘거나 만성 피로 쇠약, 여성에게 많이 발생하는 권태감, 빈혈, 식욕 부진, 미열, 냉병, 설사, 불면, 피부 건조증, 심장박동 불규칙(심계항진), 숨이 차고 호흡 곤란, 망각증 등.

해설 소화기 기능을 원활히 해서 영양을 몸 구석구석 보내 주며 기와 혈 양쪽을 보완해 주는 만능 한방약입니다. 기혈 부족은 신체 허약뿐 아니라 정신 불안, 불면, 체력 저하, 체중 감소 등 다양한 증상으로 연결됩니다.

② 가미소요산

증상 불면, 초조, 불안, 머리로 피가 몰리는 현상, 갱년기 일과성 열감(hot flash), 이명, 두통, 어깨 결림, 수족 냉증, 가슴 두근거림, 생리전 증후군(PMS).

해설 기를 몸 아래로 내려 전신에 기가 돌게 하고, 몰린 열을 식혀 줍니다. 부족한 혈을 보완해서 몸의 균형을 맞춰 줍니다. 특히 교감신경이 흥분한 데서 비롯된 짜증, 초조함, 불면증 등 중·장년 여성의 신경 증상에 곧잘 사용됩니다.

③ 억간산가진피반하

증상 불면, 스트레스성 식욕 부진, 갱년기로 인한 신경 과민, 분노, 짜증, 초조, 생리전 증후군(PMS).

해설 자율신경을 조절하면서 피를 보완해 주고 기혈을 순환시켜 주는 처방입니다. 스트레스가 몸에 미치는 영향을 제거해 주고 자율신경을 안정시킵니다. 위장 활동을 조절하는 생약도 포함돼 있기 때문에 위가 약한 사람이 복용해도 문제 없습니다.

지금까지 한방약은 별로 접해 본 적이 없어, 잘 모르기 때문에 기피하신 분들 일수록 효과를 실감하는 것이 한방입니다. 평소 한방 외래에서 많은 환자분들을 진료하고 있는 제가 여성이기 때문에 겪는 건강 이상과 고민에 맞춘 한방약 베스트7을 골랐습니다.

④ 오령산

증상 어지럼증, 갈증, 구토, 식욕부진, 복통, 두통, 부종, 숙취 등.

해설 몸의 활동을 높여 여분의 물을 체외로 배출 함. 남아도는 물 만 내보내기 때문에 일시적으로 불필요한 물이 몸 안에 있을 때 효과적입니다.

⑤ 당귀 작약산

증상 수족 냉증, 빈혈, 현기증, 안면 창백, 어깨 결림, 이명, 생리 불순.

해설 전신에 영양을 공급해 혈액순환을 좋게 합니다. 수분 대사를 조절해 여분의 수분을 배출함으로써 냉증 및 생리 불순을 개선해 줍니다.

⑥ 계지복령환

증상 하복부 통증, 어깨 결림, 두통, 피나 기가 위로 몰리는 현상, 현기증, 하지 냉증, 생리통, 생리 불순.

해설 몰린 피의 순환을 좋게 해서 하반신에 열을 내려 보냄으로써 생리통, 생리 불순 등을 개선합니다. 간반(기미)에도 효과가 있습니다.

⑦ 십미패독탕

증상 여드름, 두드러기, 가려움을 동반한 발진, 아토피성 피부염, 유선염(젖샘 염증).

해설 환부가 질퍽질퍽하거나 곪은 종기가 반복될 때 피부의 호흡을 막고 있는 것들을 배출하고 물과 열을 발산시켜 피부를 정상화합니다.

나는 왜 쉬어도 피곤할까?

초판1쇄 인쇄 | 2020년 5월 25일
초판1쇄 발행 | 2020년 5월 30일

펴낸곳 | 학원문화사
펴낸이 | 정영국

지은이 | 구도 다카후미
옮긴이 | 이혁재

편집 디자인 | 오즈 커뮤니케이션
제작·마케팅 | 박용일
원색분해·출력 | 거호 프로세스
인쇄 | OK P&C

주소 | 서울시 구로구 디지털로 288, 대륭포스트타워1차
전화 | 02)-2106-3800 ~ 1
팩스 | 02)-584-9306
등록번호 | 25100-2015-000020호
ISBN | 978-89-19-20590-7
www.hakwonsa.com

※잘못된 책은 바꾸어 드립니다